医生为什么会误诊

沈凌 | 著 ||

浙江科学技术出版社

图书在版编目（CIP）数据

医生为什么会误诊 / 沈凌著. — 杭州：浙江科学
技术出版社，2018.10
ISBN 978-7-5341-8441-3

Ⅰ.①医… Ⅱ.①沈… Ⅲ.①误诊-分析 Ⅳ.
①R447

中国版本图书馆CIP数据核字（2018）第212549号

书　　名	医生为什么会误诊
	Yisheng Weishenme Hui Wuzhen
著　　者	沈　凌

出版发行　**浙江科学技术出版社**
　　　　　杭州市体育场路347号　邮政编码：310006
　　　　　办公室电话：0571-85176593
　　　　　销售部电话：0571-85176040
　　　　　网　　址：www.zkpress.com
　　　　　E-mail：zkpress@zkpress.com

排　　版	杭州兴邦电子印务有限公司
印　　刷	浙江新华数码印务有限公司

开　本	710×1000　1/16	印　张	17.5
字　数	240 000	插　页	1
版　次	2018年10月第1版	印　次	2018年10月第1次印刷
书　号	ISBN 978-7-5341-8441-3	定　价	48.00元

责任编辑　王巧玲	**责任校对**　马　融
责任美编　金　晖	**责任印务**　田　文

推 | 荐 | 序

　　认真地读完了沈凌医生所著的《医生为什么会误诊》一书，一个个鲜活的病例跃然纸上，一个个疑难病例的诊治过程迂回曲折。掩卷思考，几点感悟与同道分享：其一，临床医学是一门实践性很强的学科，只有踏踏实实在临床一线积累经验、反复锤炼，才能使年轻医生快速成长；其二，扎实的医学基本功、开阔的诊断视野和对自己专科以外领域的了解，都有助于对复杂系统性疾病的把控；其三，培养良好的逻辑思辨习惯，在错综复杂的临床线索中敏锐发现有决定意义的关键点，常能在疾病诊治中达到"一剑封喉"的效果；其四，在现代医学检查手段越来越精细、全能、复杂的今天，仍然要强调第一手资料的获取，这一点至关重要，问诊、查体的重要性不言而喻，因为简单所以准确可靠。

　　本书可以给热爱临床医学的青年医生提供有别于教科书的实战病例集锦，希望大家能从中收获良多。

浙江省医学会内科学分会副主任委员
浙江省医学会内分泌学分会副主任委员

自 | 序

从医十余年来，我不敢说自己是一位卓越的医生，但我始终保持有好奇之心、好学的精神和好问的态度。我一直认为临床医生不仅要紧贴临床，将细致地了解病史、认真查体、谨慎分析化验结果和影像资料作为第一要义，还要紧跟国际最新的研究进展，了解基础医学的进步，只有这样，我们才能在医学进步的洪流中掌握医学的命脉。

作为医生，我们每天都面临着各种各样的"考试"，患者的诊断结果是什么？如何治疗？为什么患者还在发热？出现的新情况又是什么原因造成的？这些"考题"很多时候并没有标准答案，在众多"考题"中，诊断总是排在第一位的。没有哪位医生一辈子不误诊，但想做一位好医生，就不应该放过任何一个误诊或者漏诊的病例，并要从中认真吸取经验和教训，同时也要重视良好思维习惯的培养。

我从医十余年，包括见习、实习、工作、读研究生、再度工作多个阶段，在多家医院学习、工作过，也经历了很多。目前，我在一家综合性三甲医院已工作多年，能有幸与优秀的团队一起工作，并且多次聆听优秀专家的病例讨论，我的收获不小。我所在的医院虽然不是"北协和，南湘雅"，但是年门急诊量也在200多万人次，也经常会诊治一些疑难疾病。在这些诊治过程中我也不断地成长起来，所以我想借此机会与同道共享这些故事，一起从中获益、成长，再造福患者。

在这些病例中，我认识到疾病的诊断不仅需要医生具备扎实的基本功（理论知识和实际操作）、善于发现问题的眼睛、善于学习和分析问题的头脑，而且医生也要学会总结和归纳，之后将经验上升到理论层面。在这个过程中，我们常常需要患者及其家属的配合，我经常会遇到家属来问"都住了好几天了，病情还没有好转，是诊断还没搞清楚吗？"或者是"我们不做穿刺和内镜检查，难道抽血化验还不能出结果吗？"等问题，我只能如实告诉患者："是的，我不是孙悟空，不能钻进你的肚子里看究竟。我需要获得尽可能多的数据来完善我的诊断。"因此，对患者及其家属来说，只有对医生给予耐心和配合，才有可能让医生对疾病做出正确的诊断。

我从事临床工作以来最喜欢看的期刊内容就是病例讨论，而且我酷爱在日常工作中细心收集疑难病例。通过多次参加医院的病例讨论会，再加上从同事那里听来了各种或引人深思或惊心动魄的故事，在多年之后我整理出约50例的疑难病例，希望能与大家分享。我们知道在实际工作中不存在一模一样的病例，每个疑难病例的诊治都经过了不少曲折，也走了不少弯路。因此，我想通过还原真实的诊治过程让大家如身临其境一般了解临床诊治过程。

在《医生为什么会误诊》这本书中，我通过讲故事的方式向读者呈现了多种疑难病例的诊断过程，并对诊断过程中运用到的临床思维方式进行了分析和归纳，尤其是一些不合理的惯性思维和常见的错误思维。另外，我试图在写作方式上有所创新，通过模仿中国古代章回小说的结构来引起读者的兴趣，通过对话的形式以轻松的方式让读者理解深奥的医学问题。故事最后的感悟和思考也都来自于我们这些称不上"大家"的普通临床医生们，都是我们在亲身经历中获得的宝贵的思想结晶。

《医生为什么会误诊》的读者对象以医学生、住院规培医师、低年资主治医师和医学爱好者为主，同时我也向大众介绍一些医学知识。医学生和住院规培医师刚迈入临床医学的大门，需要有引路人引导他们培养良好的思维习惯，让他们能从前人的经验和教训中获取对疾病本质的认识，从而提升个人的临床工作能力。对于医学爱好者，本书可以让他们如同跟随福尔摩斯一般，从环环相扣的故事情节和最后谜底揭晓的过程中感受生命的神奇和现代医学的力量，从而理解医学的复杂性，并体会到临床医生在实际工作中面对疑难杂症时要有孜孜以求的探索精神。

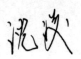

目　录

第一篇 │ "一元论" 走遍天下

第四篇│解读检查结果，你的基础够吗？

第五篇 | 不要放过任何蛛丝马迹

附录：部分内文图片彩图

第一篇

"一元论"走遍天下

要论临床思维要义，无论在哪本诊断学书中，"一元论"的临床思维都是作为首条来介绍的。在《诊断学（第7版）》中对于"一元论"的论述是这样的："尽可能以一种疾病去解释多种临床表现，若患者的临床表现确实不能用一种疾病解释时，再考虑有其他疾病的可能性。"这一原则的作用在诊断疑难疾病时更显突出。本篇分别给大家介绍了结节性硬化症、急性间歇性血卟啉病、绒毛膜癌、贝赫切特综合征、韦格纳肉芽肿病等少见疾病。这些疾病在发展过程中均会同时（或者先后）出现多脏器或者多系统症状，患者会在不同科室就诊，但由于专科医生通常只专注于自己专科的疾病，忽略了从整体上去把握疾病的本质，因此很容易导致误诊和漏诊。当最后答案揭晓时，我们在恍然大悟的同时，往往又会惊叹医学的博大精深和人类在认识疾病过程中的艰难。

病例 1

还记得美剧《豪斯医生》中那些最终被豪斯诊断出来的疑难病吗？那时还在读研究生的我看了这部剧后，心里非常崇拜豪斯医生这个神一样的人物。现实生活中，医生每天都会遇到各种各样的患者，俗话说"世界上没有一片相同的叶子"，患者也没有一个是重样的。临床医生这个职业吸引人的地方就在于每天都会面临着挑战和难题，而当你解决了这些难题后，一种难以名状的成就感会让你兴奋很长时间。当然诊断疑难病绝对不是一件轻松的事情，扎实的功底和快速的反应都是必备的。接下来这个故事讲述的就是一个让人印象深刻的疑难病例。

多系统表现多学科会诊众说纷纭
"一元论"解释一关键化验揭开谜底

产后阴道出血2个多月，以贫血收住入院

一天上夜班时我遇到了小黄，于是打了个招呼问了句："最近有没有遇到什么疑难病？快让兄弟'解解馋'。"因为我知道小黄也是个疑难病的爱好者。

小黄说："看你，几天没听到什么疑难病就难受。最近碰到的一种疑难病还真有点挑战性，不过当时我一下子就看出来了。"

"是吗？那就快告诉我！"

"好的，不过我可要卖个关子，先不告诉你最后的结果，让你来判断一下是什么病，如何？"

"好！我喜欢这个挑战。"

小黄于是向我慢慢道来："患者的情况是这样的，女性，26岁，因为产后阴道出血2个多月，乏力、心慌半个月，发热4天入院。患者2个多月前在我

院行剖宫产，产后51天阴道仍出血，断断续续，出血量不多，接近月经干净时的出血量。患者就诊我院后，我们给予患者产复康颗粒服用，患者阴道仍有间断少量出血，但从没有腹痛。入院半个月前患者口服云南白药，阴道出血停止，此时患者出现乏力、心慌，没有活动后气促，伴有恶心、呕吐、纳差，每日饮食量约为平时的1/4，无黑便，无尿色深黄。4天前患者于无明显诱因下出现发热，最高体温38.4 ℃，下午发热，无畏寒、寒战，两侧乳房有胀痛。患者来我院门诊查血常规，显示白细胞$13.0×10^9$/L，中性粒细胞77.1%，血红蛋白76 g/L，血小板$324×10^9$/L。我们考虑是乳腺炎，予患者头孢他啶抗感染治疗。之后患者症状较前有所缓解，但仍感心慌、乏力，门诊拟以贫血收住入院。"

入院后发现多系统病变

我说："乍一听这个病例也很普通嘛，是一位贫血患者，可能是产后阴道出血过多造成的。"

小黄笑道："别急，听我慢慢道来。入院后查体，患者最明显的体征有两个，一是贫血貌，二是心率快，达120次/分。肺部和腹部的体征都不明显。不过进一步检查发现的问题就多啦，肝脏磁共振成像（MRI）显示肝脏内多发低密度肿块（图1）；胸部计算机层析成像（CT）发现右下肺底有一小结节（图2）；大便隐血++；甲状腺功能检查结果显示三碘甲状腺原氨酸（T_3）升高（3.80 μg/L），甲状腺素（T_4）升高（243.90 μg/L），游离型 T_3（FT_3）升高（18.78 pmol/L），游离型 T_4（FT_4）升高（53.09 pmol/L），促甲状腺激素（TSH）降低（0.008 mIU/L），抗甲状腺球蛋白抗体指标正常。患者仍有高热、心悸的症状，结合甲状腺功能的检查结果，主管医生考虑是甲状腺功能亢进症（甲亢），于是加用甲巯咪唑片控制甲亢，并让患者口服酒石酸美托洛尔片（倍他乐克）减慢心室率。"

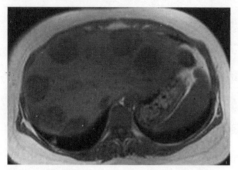 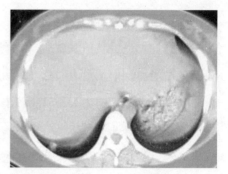

图1　肝脏MRI显示肝脏内多发低密度肿块　　图2　胸部CT显示右肺下叶胸膜下有一转移性小结节

从甲状腺功能检查结果和患者病史中发现误诊端倪

我问道："是不是因为甲亢控制不好才找你会诊的呢？"

小黄说道："是的，考虑是甲亢的当天，患者的心率一度达140次/分。我接到主管医生的电话，他第一句话就说有位甲亢危象的患者要我来看一下。不过当我看完患者病史，特别是这个甲状腺功能的检查报告后，我对他说的第一句话就是这位患者不是原发性甲亢。"

我好奇地问："所有的甲状腺素，包括游离的，指标都增高，而TSH指标却下降，这难道不是原发性甲亢的表现吗？"

小黄说道："甲亢是可能出现这样的结果的，但问题出在哪里呢？首先，从病史上看，患者既往无任何甲亢的临床表现，短时间内就出现甲亢，这一点不符合；其次，甲亢患者很少出现严重贫血；最后，这位患者有多器官损害的表现。所以要尽量用'一元论'来解释。甲状腺功能的改变可能是其中的一个结果，而不是原因。"

在迷雾中用"一元论"解释患者的多系统表现

我说道："是吗？那究竟是什么原因呢？"

小黄说："从患者的病史来看，分娩后阴道持续流血1个月，肝和肺都有病变，我个人考虑患者有妇科肿瘤，首先可能是绒毛膜癌，所以我建议主管医生立即为患者查一下人绒毛膜促性腺激素（β-HCG），并请妇产科医生来会诊。"

我说："那结果如何？"

小黄说："结果有点奇怪，β-HCG只有357.2 IU/L，增高程度不明显，所以妇产科医生考虑患者是不是又怀孕了，于是多次向患者和其丈夫询问有没有避孕，搞得两个人从开始说没有到最后逼问得只能说可能有吧。后来主管医生因为患者便血，还考虑可能有消化道出血的情况，甚至还打算让患者做一下胃镜和肠镜检查。"

我问："后来主管医生有没有再找过你？"

小黄说："找过，并把上述情况告诉我了，我就把这个情况告诉了楚院长，他提议将血液稀释成不同的浓度后再测一下β-HCG。"

我说道："我猜到结果了，一定是发现β-HCG高得离谱，最后确诊绒毛膜癌了。"

小黄说："是的，当我们将血液稀释到多个试管中测定浓度后，发现即使稀释1000倍，β-HCG也有很高的浓度，最后测出血β-HCG>20万 IU/L。"

关于病例的疑问和解释

我问道："我有两个问题，第一个问题是为什么直接测β-HCG时浓度并不高，而稀释后竟有如此高的浓度；第二个问题是为什么绒毛膜癌会有甲亢的表现。请你解释一下。"

小黄回答道："这就是在这个病例中我们要学习的东西。为什么最初测得的β-HCG浓度不高呢？原因有两个，一是实际β-HCG的浓度太高了，导致与试剂里的抗体广泛结合后封闭了抗体的所有位点，包括与显色剂结合的位点，这就是抗体封闭效应；二是试剂的测定其实是有一个浓度区间的，它只能测定一定浓度范围内的激素含量，所以高浓度的激素只有通过稀释才能测出浓度。"

小黄喝了口水，继续说道："至于绒毛膜癌会表现出甲亢的症状，其实也很简单，β-HCG这个东西有类似TSH的结构，会刺激甲状腺生成和释放甲状腺素。”

我又有一个疑问，赶紧问道：“绒毛膜癌在我的印象中好像只有妊娠期才会出现，怎么产后还会出现呢？”

小黄说：“那是你看书不够认真或者是你只记住了老师的一面之词。在产后的女性中发现绒毛膜癌的可能性虽小，但毕竟还是有的，有的妇产科医生可能一辈子都没遇到过，所以困住了自己的思维。当时我还注意到本例患者出现肝脏多发占位和肺部小结节，而我们知道绒毛膜癌是容易出现血道转移的，所以我马上考虑是绒毛膜癌。”

我说：“谢谢！听到了这么经典的病例，又了解了很多的内分泌知识和检验方面的知识，真是长见识了。”

感 悟

现代医学对疾病的诊断越来越依赖于各种化验室检查和器械的辅助检查，可以说检验、检查水平的提高在促进诊断方面的确有重要意义，比如本病例中血β-HCG数值的升高，在诊断绒毛膜癌和葡萄胎时是一个确诊依据。一项指标的化验会受到检测方法和被检测物质理化因素的影响，如果临床医生在这方面了解的知识比较少，就有可能得出错误的结论。因此，临床医生与检验科、病理科的医生们要加强联系，同时自己也要主动学习并了解化验方面的知识，这样才能更好地把化验结果作为诊断帮手。

病例2

疑难病就像陌生人，因为你没见过所以感觉很陌生，但是一旦你诊断过一例之后，你就会发现类似的病例会多起来，你们就会如同熟人一样相识了。接下来的病例就很好地说明了这一点，因为在这个病例之后，我们又接连诊断了多位这样的患者。

多系统表现山重水复
一种病诊断柳暗花明

多系统表现，一时无从下手

小叶是一位非常上进的年轻医生，他平时很爱看书和钻研，也经常发表文章。有一次，他从门诊收治了一位非常特殊的患者，在科室的读片会上他介绍起了这个病例。

患者是一位50多岁的女性，已经绝经，病史长达50年，而且是多个脏器都有问题。这么多年来，她经常往医院跑，也曾住院达二三十次，就诊了不下5个科室的医生，可谓是一位典型的疑难病患者。她感到很绝望，不仅因为没药可治，而且连患了什么病都搞不清楚。她儿时就因为癫痫、抽搐到大医院看过病，也用过药，症状时轻时重，等她长大后症状好像也就自行缓解了。后来她20多岁时，又莫名其妙地屡屡出现自发性气胸，多次到胸外科做胸腔置管手术。从那时起到绝经之前，她总共出现20多次气胸，最后胸外科的医生也没办法，只好为她行胸腔镜手术以及胸膜粘连术，她的病情才有所控制。她30多岁的时候因为B超检查发现肾脏占位，医生考虑是肿瘤，于是行手术切除，病理报告显示是错构瘤。她40岁的时候因为肚子痛又去了消化科就诊，胃镜、肠镜检查的报告是弥漫性息肉（图1），病理报告依然显示是错构瘤。医生说没有什么办法，手术切除意义不大。

接下来我们看了患者的胸部CT（图2），发现有些异样，胸部CT显示右侧有中量胸腔积液，双侧肺有弥漫的肺囊泡样改变，肺大疱和肺囊肿都还算不上，这种情况小叶以前还真没遇到过。

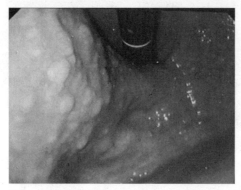

图1　结肠内弥漫大小基本一致的错构瘤（彩图见附录）

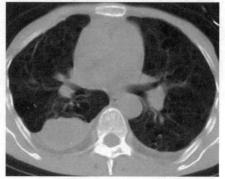

图2　胸部CT显示两肺弥漫大小不一的囊腔，右侧中量乳糜胸

小叶说道："这位患者还存在有意思的皮肤改变，大家一起去看一看吧。"

我们一起去病房看了一下，的确，患者的脸上弥漫着粟粒样的突起（或者说瘤样增生），说是麻子嘛也不像，因为这些小突起的颜色和肤色一样，还有她的手指指端也有这样的突起（图3）。此外，在患者的后枕部可以摸到两个包块。整个人从头到脚，从外到里，没一处好的呀。

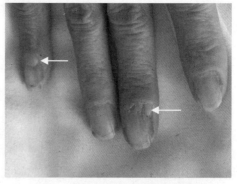

图3　甲床有结节（彩图见附录）

遇到这样的患者，大家的劲头来了，我首先问道："小叶，这患者是你收的，你觉得是什么病？"

坚持"一元论"，直指核心

小叶说："对于这样的患者，我认为诊断时要坚持'一元论'。患者虽有多个系统的病变，但其实这些病变都有一个共同特点，即错构瘤，或者不应该称之为瘤，而应该说是因组织发育异常而出现的平滑肌组织、脂肪组织和血管组织的无序混杂。所以一定是某个基因出了问题。"

邢主任说道："不错，这个分析很好，不过到底是什么病呢？小叶再继续说说。"

小叶接着说："我回家之后按照患者的主要表现，通过上网搜索发现了这么一种比较符合的病，结节性硬化症（tuberous sclerosis，TSC）。它是由TSC基因发生错位导致组织在发育过程中不能有序进行造成的，所以出现了前面提到的不同组织混杂在一起的情况。这里提一下，患者虽然成年后没有明显的癫痫发作病史，但是在头颅CT片上却依然能看到脑室旁脉络膜上有钙化点（图4），这就是该病中枢神经系统受累的典型影像改变。"

我好奇地问："那么患者反复气胸又是什么原因呢？"

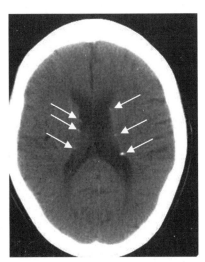

图4 头颅CT显示脑室旁脉络膜上有多个钙化点

小叶说："患者的胸部CT大家都看到了，有些类似肺囊肿，但肺囊肿通常没有那么弥漫，而且肺囊肿的囊壁是完整的。而她的肺好像奶酪，几乎没有完整的囊壁，有一种肺组织被融化的感觉。结节性硬化症在肺部的表现称作淋巴管平滑肌瘤病，英文的全称可长了，我试试看，lymphangioleiomyomatosis，简称LAM。这位患者曾经做过病理检查，我们联系了病理科医生对她的组织进行复检，发现她的组织主要有两个病理表现，肺部弥漫囊性改变及不成熟的平滑肌细胞增生。将患者的组织再次免疫组化后，发现与正常平滑肌不同，她的组织与抗黑素瘤特异性抗体（HMB-45）是有免疫反应的，这是淋巴管平滑肌瘤病最具有特异性的地方。"

邢主任插了一句："那患者的胸腔积液是多次气胸穿刺后形成的反应性积液吗？"

小叶说："哦，那倒不是。根据患者之前病历中'术中发现乳白色的液体'的记录以及文献所述，我认为患者是乳糜胸，胸腔积液是患者的乳糜管发育异常出现乳糜液渗漏所致。"

我进一步问："这种疾病的确少见，请问有没有有效的治疗办法呢？"

小叶说道："令人遗憾的是目前还没有找到有效的药物，不过现在发现有一种器官移植后免疫抑制剂可能有治疗作用，但由于缺乏这类患者的临床研究资料，目前还无法得出确切结论。"

感　悟

　　有时，我们会将某些疾病错当成疑难病，但在真正了解了这些疾病的特性后，会发现它们只是少见病或罕见病。此后我们又陆续遇到多位类似的患者，大家都能异口同声地说出病名。有趣的是，有一次我们全院讨论本病例时，有一位皮肤科医生当时很肯定地说只有结节性硬化症才有这种特征的皮肤表现。其实想想看，有目的的会诊还是很重要的，因为有些病你可能没见过，但在其他科室的同道眼中，那就是"小菜一碟"。

病例3

急性腹痛是临床医生最头痛的临床急症，因其病因复杂，有时候查了一圈也发现不了原因，特别是当问题并不来自腹部脏器，而只是全身性疾病的一个表现时。这时候医生的基本功扎实与否就会体现出医生的临床处理水平，更为有趣的是，有时候急性腹痛的诊断往往不需要太复杂的检查和检验。接下来的故事一定会让你大呼过瘾。

莫名腹痛突发癫痫无从下手
另辟蹊径简单试验顺理成章

对奇怪的腹痛毫无头绪，患者突发意识不清

每次遇上小黄，我总要和他聊上几句，看看他这边最近有没有遇到有意思的患者。小黄一听我又想听故事了，便也来劲了："正好最近碰上了一个很少见的病例，和你分享一下。"

这是一位22岁的女性患者，已婚，剖宫产术后已5个月，近3个月每逢经期就下腹痛，程度较为剧烈。患者既往无痛经史，这一次来我院是因第3次腹痛，出现在经期第1天，门诊拟以急性盆腔炎收入院。查体显示患者生命体征均正常，全身皮肤黏膜无黄染，浅表淋巴结无肿大。患者心肺功能正常，下腹正中脐耻间见长约10 cm竖行手术瘢痕，腹软，下腹轻压痛，无反跳痛，肝脾肋下未及。妇科检查显示患者外阴发育正常，子宫后位，正常大小，表面光滑，宫底有压痛，双侧附件区未及包块，有可疑压痛但无反跳痛。所以妇产科首先诊断为急性盆腔炎、痛经。

小黄说完后问我："你认为痛经的可能性有多大？"

我想了想说："妇产科的知识我都快还给老师了，痛经的问题还真不好回

答，不过我想到的是产后，特别是剖宫产后会不会出现子宫内膜异位症的情况，所以患者每逢经期出现腹痛。"

小黄说："如果患者后来没发生一些突然的变化，我们可能就这么下诊断了。"

我赶紧问道："后来发生了什么呢？"

小黄说："就在住院的第2天早晨，患者出现腹痛，伴有晕厥，无恶心及呕吐，查体显示腹部压痛并不明显，与其症状不平行。第3天患者的生化类检查显示丙氨酸氨基转移酶（ALT）81 U/L，天门冬氨酸氨基转移酶（AST）85 U/L；血常规检查显示白细胞 $4.9 \times 10^9/L$，中性粒细胞62%，血红蛋白110 g/L，超敏C-反应蛋白<1 mg/L。由于担心是肠系膜栓塞，我们为患者做了超声检查，超声所见肠系膜无明显肿大淋巴结，肠系膜动、静脉显示部分血流通畅，所以排除了肠系膜栓塞。"

我困惑地问道："症状与体征不相符，腹痛又都发生在经期，这到底会是什么病呢？"

小黄说："是啊，即使是妇产科大主任也感到困惑。于是我们又为患者做了一次盆腔的超声检查，超声所见子宫大小、形态正常，峡部前壁见一深0.6 cm切迹，与宫腔相通，肌层回声均匀，未见明显异常回声光团，宫腔线清，内膜双层厚0.6 cm；双卵巢大小正常，右卵巢旁可见一0.8 cm×0.5 cm的囊性暗区，界清，后方回声增强，内透声可；盆腔内未见明显游离液性暗区。妇产科还是考虑患者可能是子宫剖宫产切口内膜异位，于是按子宫内膜异位症行药物治疗，行宫腔内放置左炔诺孕酮宫内节育系统（曼月乐），同时对症止痛治疗，并予患者塞来昔布胶囊（西乐葆）、吗啡片口服。"

我问道："这样治疗后，患者的症状有改善吗？"

小黄答道："不仅没有丝毫改善，而且怪事发生了。在入院的第4天下午，患者再次出现腹痛，于是我们为她注射了杜冷丁针镇痛，才过了约5分钟，患者就出现四肢抽搐、牙关紧闭、双眼上翻、口唇发绀。当时患者神志不清，呼之不应，但无口吐白沫，抽搐持续了约1分钟才有所好转。我们于是请神经内科急会诊，为患者查体后未发现神经系统异常，考虑是继发性癫痫，建议立即行急诊头颅CT检查。不过由于患者烦躁不安，无法配合，故返回病房，这时发现患者不回答问题，在床上反复翻身，双手间断做摸索动作。我们又请心理科急会诊，考虑是癫痫后器质性精神障碍，也建议要先做CT检查。后来，患者在肌肉注射（肌注）安定10 mg及静脉注射（静注）安定5 mg后完成CT检查。"

我问："CT检查有什么发现吗？"

小黄说："CT检查没有任何发现，不过患者急诊的生化指标里却有明显异常，钠118 mmol/L，钾4.10 mmol/L，氯84 mmol/L，血浆渗透压计算值254 mOsm/L，肌钙蛋白I定量＜0.01 μg/L。"

我问道："患者再怎么胃口不好也不至于血钠低到如此程度啊！这时候是不是要请出我们的楚院长了，没有他解决不了的问题。"

从电解质严重异常入手，晒尿试验揭开谜底

小黄说："是啊，就在患者入院的第5天，妇产科终于请楚院长查看患者了。患者刚入院时查血钠显示133 mmol/L，虽略低于正常值，但无意义。仅两天时间，患者血钠突然严重下降且伴有抽搐，我们考虑是低钠血症引起的神经症状，所以需要明确患者的低钠是继发还是原发。楚院长说引起低钠血症的原因有：①脑耗盐综合征，多在开颅手术后发生，本患者无此病史故可排除；②抗利尿激素不适当分泌综合征（SIADH），多为肿瘤、口服抗精神病药物、肺部感染引起，本患者入院后已完善各项化验和检查，可排除肿瘤及肺部感染，再次向家属追问病史，排除口服抗精神病药物引起的低钠血症；③原发性肾上腺皮质功能减退症，需查血皮质醇、促肾上腺皮质激素（ACTH）；④血卟啉病引起的腹痛可合并低钠血症。楚院长建议我们查一下患者的血皮质醇和ACTH，以进一步明确诊断，同时需对患者进行补钠治疗。"

我叹道："唉，还是楚院长厉害！基础知识扎实，功力深厚。后来怎么样啦？"

小黄说："先不急着说结果，再说个小插曲，这位患者在补钠治疗时，由于妇产科医生急于想让血钠恢复正常，所以短短的4小时里患者的血钠一下子升到128 mmol/L，结果患者出现神志不清，妇产科又赶紧让我们会诊。"

我说："是不是过快地补钠可致脱髓鞘脑病即脑桥中央髓鞘溶解症，导致缄默性昏迷？"

小黄说："是啊，我们楚院长之前也交代过她们，但她们没注意听。"

我说："医学处处有陷阱，也处处有学问啊。那后来搞清楚这位患者患的到底是什么病了吗？"

小黄说："别急，谜底很快就会揭开。我先跟你讲一下我们做过的试验，我们将患者的小便和正常人的小便置于太阳底下，结果过了一会儿，患者的小便呈现深红色。"

我惊呼："这么神奇的事情！是不是代谢方面的疾病？"

小黄说："是代谢性疾病，而且的确很罕见，是急性间歇性血卟啉病，又称肝性血卟啉病。卟啉主要在红骨髓和肝内合成，如果体内与血红素合成有关的酶的活性降低，会使卟啉及卟啉前体合成增加且在体内堆积。卟啉代谢产物引起多器官功能受损，使临床症状表现多样。血卟啉病的症状有间歇性腹痛、神经精神症状、心动过速、光感性皮肤损害。根据卟啉代谢紊乱的部位，血卟啉病可分为红细胞生成性血卟啉病和肝性血卟啉病。肝性血卟啉病为常染色体显性遗传病，在卟啉代谢合成胆红素的过程中，由于缺乏卟胆原合成酶，卟胆原不能代谢而在体内积聚，使胆红素合成减少，并通过反馈作用使δ-氨基酮戊酸合成增加，结果δ-氨基酮戊酸和卟啉原在体内合成增多。它们的增多可通过直接或间接机制在神经传递中起毒性作用，进而引起本病的发作。"

我说："真厉害，一口气说了这么多，那你说说看，是什么因素诱发本病的呢？"

小黄说："增强δ-氨基-γ-酮戊酸合成酶（ALA合成酶）作用的药物如巴

比妥酸盐、磺胺药、灰黄霉素、女性激素及某些避孕药，以及饮酒、饥饿或低糖饮食、感染、创伤、精神刺激等可诱发本病，或使本病发作期症状明显加重。甲氧氯普胺、麦角类药物、利福平也可诱发本病，本病女性患者的发作可与月经、妊娠有关。卟啉病是引起SIADH和低血钠的原因之一。"

我说："那要如何治疗呢？"

小黄说："首先，要避免诱因，如过劳、精神刺激、饥饿、感染等；其次，要高糖饮食、禁酒，如果是急性发作，则立刻行10%葡萄糖液静脉滴注，速度为100～150 mL/h，或者25%葡萄糖液连续滴注24小时，速度为40～60 mL/h，再配合高糖饮食，能使症状缓解。对少数急性发作与月经周期有明显关系的病例，使用雄激素、雌激素或口服女性避孕药治疗有疗效；氯丙嗪可减轻腹痛、缓解神经精神症状；对严重腹痛、四肢痛及腰酸背痛者，可用阿司匹林治疗；纠正水、电解质代谢紊乱，对抗利尿激素释放过多者应限制水分摄入；对急性发作时偶见低镁血症表现者，应补充镁盐。"

我说："这病虽罕见，但治疗起来却并不是太难，费用也不太高。其实关键还是在诊断，这才是医生的价值所在。那如果是在很危重的情况下，这病还有什么治疗办法吗？"

小黄说："输血红素也是抢救危急血卟啉病患者的有效手段，剂量为每次3～6 mg/kg，24小时内不超过6 mg/kg。再就是静脉放血。"

我问："那患者有家族史吗？"

小黄说："我们再次追问患者，她想起其母亲产后月经期曾有类似症状，发作过一次，后自愈。"

感 悟

患者经过上述治疗后很快就恢复正常了，后来患者的检查结果显示丙氨酸氨基转移酶68 U/L，天门冬氨酸氨基转移酶64 U/L，钠139 mmol/L，钾4.01 mmol/L。这个病例是我听过的第一个急性间歇性血卟啉病病例。以前我也看过实用内科学方面的内容，但由于没有实际遇到过，所以真是没有什么印象。"患者是最好的老师"这句箴言，只有亲身经历过方能体会，也只有在实践中才能获得对相关疾病的深刻认识。相信再遇见这样的患者，我们将会有信心进行正确的诊断和治疗。

病例4

　　临床医生每天都要面对很多临床问题，棘手的是一个问题还没解决完，明天又会有新的状况等着你，让你疲于应付。如何在众多看似杂乱的状况中理出头绪，并找到那个隐藏其中的关键，从而抓住疾病的"牛鼻子"，让它乖乖地听话呢？下面这个故事讲的就是这么一个过程异常曲折，但结果却让人大吃一惊的病例。

发热皮疹内脏损伤让人心惊肉跳
逻辑时间内在联系妙解恍然大悟

看似简单发热，治疗无效，一筹莫展

　　"你们怎么回事，都发热1周多了，用了那么多药，人没有好起来，反而越来越严重了！我告诉你们，要是治不好，我就跟你们拼了！"走廊里传来一个中年男人的吼叫。

　　这时彭老师一脸愁云地走进办公室，边走边说："唉！最近我啊，遇见了一位难搞的患者，病情越弄越复杂了，怎样才好？"

　　我接着这茬问道："这患者什么情况啊？你先介绍一下，我们一起帮你想想主意吧。"

　　彭老师说："患者是位女性，62岁，因反复胸闷、气促2个多月到心内科寻诊。她那个胸闷是呈阵发性的，夜间平卧时胸闷加重，持续4～5分钟后又自行缓解。门诊为患者做了冠状动脉的CT血管造影（CTA），显示冠状动脉多支粥样硬化性改变，门诊遂将患者收入我院心内科。患者入院时查体没有发现什么阳性体征，冠状动脉造影术（冠脉造影）显示左主干未见明显狭窄，前降支近中段和回旋支开口狭窄30%，心内科就没有进行介入治疗，而是予患者缬

沙坦胶囊（代文）、阿司匹林、硫酸氢氯吡格雷片（波立维）等药物治疗。患者术后出现咳嗽症状，但肺通气和弥散功能均正常，胸部CT显示右肺下叶结节，两下肺小斑片状阴影。心内科考虑是肺炎，予患者头孢呋辛酯片抗感染治疗，后因患者咳嗽改善不明显，于是将患者转到呼吸科治疗。"

我心中一想，接着问道："听起来好像也没什么特殊的呀！难道是后来有些曲折？"

彭老师接着说："看起来没什么特殊的吧，转到我这里后，因为患者咳嗽改善不明显并伴有发热，且C-反应蛋白（CRP）有升高的趋势（表1），因此我改用美洛西林钠舒巴坦钠（5.0 g，每8小时滴注1次）抗感染。没想到过了几天后患者出现皮疹，1月25日患者开始出现双下肢及腰背部皮疹，我考虑患者是药物过敏，于是停用美洛西林钠舒巴坦钠，同时加用扑尔敏、咪唑斯汀。"

我说："这有些奇怪，虽然说青霉素类的药物过敏不一定当时就发生，但是用了1周后才出现皮疹，再加上发热，似乎不好用过敏来解释吧！"

表1　患者1个月内各项关键指标的变化情况

生化指标	1月							2月		
	15日	16日	26日	27日	29日	31日	2日	5日	9日	22日
CRP（mg/L）	12	40	57	104	107	>160	92	32	44	—
ALT（U/L）	97	88	247	504	890	617	316	166	105	73
AST（U/L）	74	—	291	523	609	412	121	65	50	50
LDH[①]（U/L）	292	—	593	937	861	542	312	228	—	196
PCT[②]（%）	—	—	0.15	—	—	—	0.18	—	—	—

注：① LDH，乳酸脱氢酶。
　　② PCT，血小板压积。

彭老师叹道："说的也是，我考虑是药物引起的药物热，于是停用了抗生素，结果第2天（1月26日）患者继续发热，体温更是达到39.3 ℃，皮疹的状况也没有好转。我请了皮肤科医生会诊，皮肤科医生说是病毒引起的，因此给予患者利巴韦林（病毒唑）治疗，但患者仍持续出现发热和皮疹。更可怕的是患者的转氨酶和LDH进行性增高（表1）。"

我说："那您老可又头痛了不是，是不是又担心感染没控制住呢？不过这转氨酶和LDH增高可不好解释，会不会是一种变态反应性疾病呢？"

彭老师说："对呀，我一看患者还在发热，心里没底啊。但患者的自身抗体和血管炎抗体可都正常，患者既往也没有相关的病史，其症状看起来又不太像自身免疫性疾病，所以在第4天（1月28日）我就改用了头孢他啶。但是患者的症状不仅没好，颜面部的皮疹反而加重，没办法，我隔了一天再次停止为患者打点滴。"

我说："医生最头痛的时候莫过于这种尴尬的处境，看来要请我们的楚院长出马了。"

彭老师说："再看看吧，如果不行真得请一下楚院长了。"

意外发现罪魁祸首，激素治疗显奇效

2月1日这天我值夜班，彭老师过来和我交班时说道："我那位患者的情况又加重了，前天给患者改用了美罗培南抗感染，又加上异甘草酸镁和还原型谷胱甘肽（阿拓莫兰）护肝。原来患者只有皮疹和发热，今天患者说有腹胀，白天做了腹部B超，显示腹腔中等量积液，平片显示局部肠腔积气，情况看来有些严峻，我已和楚院长联系过了，先停用抗生素，予甲泼尼龙琥珀酸钠（甲强龙）40 mg/d治疗7天。"

又过了几天，患者的情况逐渐好转。2月5日患者体温降至38 ℃以下，而且转氨酶和LDH都进行性下降（表1）。我看到了彭老师久违的笑容，也庆幸患者躲过了一劫。

2月8日，在一天天看着患者好转的时候，患者的体温却突然回升到了38.8 ℃，彭老师有些不知所措，于是请来了楚院长。

楚院长在全面了解了患者的病史后说："你们不必担心，现在将激素继续减量，加用抗过敏药，不出两天，患者的体温自然会下降到正常水平的。"

我很好奇楚院长哪来的自信，于是斗胆问了一句："您考虑这位患者是什么问题呢？为什么在各项指标都看似好起来的时候患者却又一次发热呢？"

楚院长说："这位患者得的是一种少见病，是医源性所致的药物超敏反应综合征，简称DIHS。"

"什么?!"我们大吃一惊，"是我们好心用药却办了坏事？"

楚院长说："这个不能怪你们，只能怪患者运气不好。首先是患者的遗传基因不好，有研究表明药物的乙酰化表型有快、中、慢3种，慢乙酰化基因表达可能是本病的一个危险因子。当然若其他与药物代谢有关的基因（如P450）发生变异，机体对药物代谢产物的解毒能力下降，也会增强患者对药物代谢产物的易感性。"

"那什么药物会引起这种综合征呢？"

楚院长说："涉及的药物很多，最常见的是一些精神科的药物，如苯妥英钠、卡马西平等；其次是一些抗生素，如青霉素、头孢菌素和碳青霉烯类抗生素。现在要去问一下患者是不是用过精神科的药物。"

询问患者后，患者承认患有精神疾病，入院前开始服用卡马西平，但由于怕难为情，就没有告诉医生。我们都松了一口气，真凶终于找到了，于是赶紧让患者停用此药。

彭老师问道："这种病和我们常见的药物热和药物过敏有什么区别？或者说什么情况下我们才要考虑是DIHS呢？"

楚院长答："我们先要了解DIHS的定义，它是一种以急性广泛的皮损伴有发热、淋巴结肿大、多脏器受累、血液学异常（嗜酸性粒细胞增多、单核细胞增多）等的严重全身性药物反应。这里有个关键的地方，这种综合征有三联征，即皮损、发热和脏器损害，只要出现了这个三联征就要考虑是这种病了。"

我问道："那为什么这种病让患者发热程度如此严重，而且在病情好转的过程中又再度发热呢？"

楚院长答道："DIHS是由药物及病毒再激活引发的免疫过敏反应，早期阶段是以B细胞及免疫球蛋白明显减少为特征的免疫抑制，这种免疫抑制导致两个后果，一是引发人类疱疹病毒6型（HHV-6）的再激活，二是抑制药物特异性T细胞的活化。因此，患者皮疹的出现相对推迟，与我们常见的药物过敏不同。被抑制的药物特异性T细胞一旦活化，便引发T细胞免疫效应，形成第1次高热。此后患者虽然停用卡马西平，但由于HHV-6的再激活二次引发免疫过敏反应，所以患者又出现了第2次高热，这就是本综合征典型的双峰样热型。"

"那我们面对第2次发热时能做些什么呢？"

"不需要过于积极，我认为将激素剂量降为8 mg，每日3次，加用扑尔敏8 mg，同时密切监测患者的肝功能状况就可以了。"

"院长，我发现虽然患者肝功能中转氨酶明显增高，但胆红素却基本正常，而且这个转氨酶是升得快降得也快，这是为什么呢？"

"不错，你观察得很仔细。DIHS最常累及的脏器就是肝脏和肾脏，这种药物所致的肝炎是细胞溶解性的，所以一旦肝细胞溶解，大量的转氨酶释放入血液中，就会导致ALT和AST明显增高。但由于不是肿胀性的肝细胞损伤，所以通常没有黄疸。不过仍要注意的是DIHS的致死率有10%，基本上都死于重症肝炎。"

小黄也挤进来说道："院长，我也有一个问题想请教你。你刚才说这种病会导致病毒的二次激活，但你在指导我们用药时还是让我们使用激素，难道不担心使用激素后会出现病毒感染扩散的危险吗？"

楚院长笑道："这个问题问得好！的确，在本病中激素的使用问题是存在争议的，但目前来说并没有更好的药物，而且本病的特点是CD8+细胞毒T细胞（CD8+CTL）占优势的细胞毒性型过敏反应，大剂量糖皮质激素冲击疗法能有效抑制CD8+CTL暴发集落的增殖，再加上糖皮质激素还拥有强大的抗炎作用，故对于不伴有免疫功能低下及重症感染的DIHS可行激素冲击疗法。"

"院长,那现在患者的皮疹已经明显消退了,体温如果在1周内恢复正常,是不是可以将激素尽快减量或者停用激素呢?"

"这可不行,你们刚开始用激素时还保守了些,其实一旦诊断,可以大剂量(1000 mg/d)连用3天再减量。通常患者口服醋酸泼尼松片(强的松)(40 mg/d)的时间要长一些,6~8周后再逐渐减量。如果减得太快,患者病情容易反复。"

患者在调整药物后的第3天,体温又下降到38 ℃及以下,1周后患者体温完全正常,肝功能也完全正常,又过了1周患者就出院了。

感 悟

> 临床工作中,我们常常更多地关注对疾病的诊断,而对药物所带来的不良反应却往往认识不足,特别是少见的药物超敏反应综合征,对其的识别和诊断均有一定的难度。因此,我们需要更加细心和耐心地去寻找临床证据,一旦发现问题,就要当机立断地处置。同时也希望患者在医生面前能坦白自己所有的病史,包括目前的用药史,只有全面地了解患者的病史,医生们才能做出正确的判断。

病例5

综合性医院分科很细，医生专科化程度很高，于是常常"只见树木不见森林"。医生只知道处理专科的问题，其他方面的问题就通过转科或者会诊的方式交给其他科室。如果遇到的是系统性、全身性疾病，这种处理方式就会导致延误诊断及治疗，既给患者带来住院时间延长、病情反复、病程迁延的痛苦，也让医生陷入了诊断和治疗的窘境之中。幸运的是，在多学科的会诊中，医生中的"高手"往往能通过患者详细的病史和查体结果，以及自己丰富的知识和缜密的逻辑推理，得出明确的诊断。下面为大家介绍一种相对罕见的疾病，其实这种疾病的临床表现很典型，符合大部分的诊断标准，只是由于专科医生对其认识不足，而致使患者两次住院且病程长达半年。

只见树木不见森林诊治陷困境
细致查体展开联想问题巧解开

第1次转科：血管外科发现假性动脉瘤，术后因切口问题转整形科

方主任是位年轻的血管外科医生，每天工作时都很有激情，不过最近一个棘手的病例让他坐立不安。这一天，他通过医务科邀请了全院多个科室进行会诊，希望能解决这个困扰。他先向大家介绍病情。

患者是位51岁的男性，5个月前因突发呕血5小时住院，查胸部增强CT发现主动脉弓动脉瘤破裂，于是行右侧股动脉穿刺下主动脉造影，对主动脉弓降部动脉瘤行动脉瘤腔内支架隔绝术，患者术后恢复可。患者住院期间的胃镜检查显示食管有巨大穿透性溃疡（0.6 cm×0.8 cm），经过抑酸和流质饮食治疗后患者好转。同时在此次住院期间发现患者右腹股沟有渗液，经换药后患者好转出院。出院1个月后，患者剧烈咳嗽后发现右腹股沟有肿物，疼痛不适，伴发热（体温不

详)。患者入院后，体检显示血压119/73 mmHg，脉搏64次/分，体温36.0 ℃，呼吸19次/分。神志清，精神可，心脏听诊未及明显杂音；双肺呼吸音粗，未闻及干湿啰音，全身浅表淋巴结未触及明显肿大；右腹股沟可及约4 cm×5 cm大小搏动性肿物，边界尚清，右足背动脉搏动可及。患者的浅表肿块超声检查显示右股总动脉旁囊性暗区，我们考虑是假性动脉瘤。患者的神经系统检查结果呈阴性；血白细胞5.0×10⁹/L，中性粒细胞79.6%，血红蛋白109 g/L，血小板325×10⁹/L，超敏C-反应蛋白105 mg/L；凝血功能正常，D-二聚体2190.0 μg/L；肝肾功能正常。患者入院后于全麻下行右股动脉假性动脉瘤切除＋右股动脉修复术，术中见右侧股总动脉直径约0.8 cm，股浅动脉直径约0.6 cm，股深动脉直径约0.5 cm，假性动脉瘤大小约4 cm×5 cm。

方主任说道："本来患者术后腹股沟肿物消除，我们想任务终于完成了，但没想到患者手术切口迁延不愈，换药10多天也没什么效果，于是我们就将患者转到整形科处理了。接下来请整形科的李主任介绍后面的情况吧。"

第2次转科：因血管问题转回血管外科

李主任接着说："患者转过来后，我们在蛛网膜下腔阻滞下行清创＋负压封闭引流术，术中检查见患者右腹股沟部有一约10 cm纵行切口瘢痕，中间有一窦道，局部动脉搏动明显，远端正常组织内显露大隐静脉和股动脉鞘，由远端正常组织内向近侧瘢痕区分离。我们切除窦道后，见近侧紧贴股动脉窦道内较多炎性肉芽组织，最后我们将负压封闭引流材料修剪合适后置入腔内，部分关闭切口。术后1周我们再次打开创面清创治疗，结果发现窦道深部股动脉搏动明显，管壁局部可见血管缝线，局部轻微触破就有明显出血。术中我们急请方主任会诊，分层缝合切口，用无菌纱布、绷带轻加压包扎后再将患者转回血管外科。"

第3、4次转科：皮球在踢，问题究竟在哪？

方主任继续说道："搞了半天又回到我们这里。手术后患者原有手术部位还残留一小创口未愈合，但未见渗液。术后下午起患者持续低热，我们做过血液培养、创面培养，结果发现了藤黄微球菌，于是予患者左氧氟沙星抗感染治疗，治疗1周内患者体温正常。正当我们觉得大功告成之时，患者又开始出现午后低热，我们就查其他部位有没有感染，结果胸部CT平扫正常，$1,3-\beta-D$葡聚糖试验（G试验）和半乳甘露聚糖试验（GM试验）均正常。于是我们只好把这个'烫手山芋'又转给了感染科的同道。"

一旁听了很久的感染科金主任接住话茬："因为患者是术后创口愈合不良，再加上血液培养提示藤黄微球菌，所以我们考虑患者有脓毒症。药敏试验显示万古霉素敏感，考虑到患者转入我科前已用万古霉素1周，于是我们改用替考拉宁抗感染。但是有几点不好解释，一是患者转入我科前处于持续低热状态（37～38℃），转来后第2天起体温就正常了；二是1周后患者再度发热，上肢静脉输液处出现皮肤红肿、硬结，我们考虑是皮肤感染，改用利奈唑胺抗阳性菌后，患者还是有中高热；三是转科2周后，患者原来右腹股沟处的切口自行破溃流出脓血，我们没法处理又转回血管外科了。"

方主任说："患者这次可是'三进宫'了，我们也很棘手，在征求相关科室的意见后，改用达托霉素联合亚胺培南西司他丁钠（泰能），同时临时加用了吲哚美辛栓，第2天患者体温又奇迹般地恢复正常。现在这位患者下一步的治疗还请楚院长指点迷津。"

一句话点醒梦中人，少见病更需"一元论"

楚院长说道："不知各位有没有注意到患者的口腔？我看过你们的病程介绍，但自始至终都没有提到口腔黏膜溃疡的情况，而口腔黏膜溃疡是非常重要的体征。我询问患者后得知其既往有反复口腔溃疡病史（图1）和头发毛囊炎病史，查体还发现患者下肢存在结节红斑。患者这次住院期间在打针处出现的皮肤红肿以及疖肿即针刺反应（图2）。"

方主任插道："我也一直奇怪患者的皮肤为何如此敏感，至于口腔溃疡的

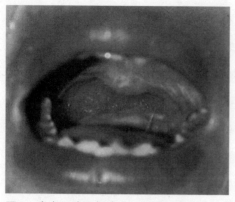

图1　患者口腔深部溃疡（彩图见附录）

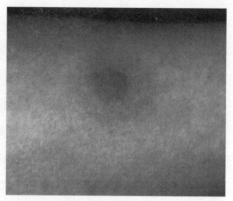

图2　患者前臂针刺反应呈阳性(彩图见附录)

情况我们的确忽视了，不过这和主动脉瘤有什么关系呢?"

　　楚院长说道："临床思维的第一原则是'一元论'原则，当患者出现了如此多的症状和体征时，我们就要联想到这可能是一种以血管炎为中心的系统性疾病。患者有黏膜溃疡（包括食道溃疡）、皮肤红斑、大血管疾病（如前一次的胸主动脉弓动脉瘤和这一次的右股动脉假性动脉瘤），再加上反复发热且抗生素治疗后效果不佳，以及近期出现的特异性体征——针刺反应，因此，该患者诊断贝赫切特综合征明确。"

　　金主任叹道："楚院长知识真丰富，能不能给我们介绍一下这个贝赫切特综合征，以前还真没遇到过。"

　　楚院长笑道："其实在座的应该都遇到过贝赫切特综合征，只不过没有诊断出来，或者症状不典型。这位患者可是将所有的线索都暴露在我们面前了，只不过大家的知识还不全面，即使看到了也轻易放过了。贝赫切特综合征本质上是一种血管炎，是慢性复杂性累及多系统的疾病。它是在一定遗传背景下，可能由感染因素激发的多种免疫机制参与的复杂的病理过程，其核心是中性粒细胞过度活化导致组织损伤，表现为抗中性粒细胞胞浆抗体相关性血管炎。例如口腔溃疡、皮肤脓疱，均是这种病理反应。"

　　方主任有个疑惑，于是问道："贝赫切特综合征为什么会出现假性动脉瘤呢?"

　　楚院长说道："贝赫切特综合征的血管损害有4类，动脉闭塞、动脉瘤、静脉栓塞和静脉曲张，从大血管到毛细血管均可累及。贝赫切特综合征出现假性动脉瘤的情况虽不多见，但假性动脉瘤也是一种有潜在危险的并发症。这位患者还算命大，两次均是大出血，但终被救回来了。"

李主任问道："贝赫切特综合征的临床表现多，且病情自身常有波动，有哪些相对重要的诊断要点呢？口腔溃疡很多正常人都有，特别是病毒感染时，所以即使患者告诉了我们这个症状，也未必引起我们的重视。"

楚院长说道："的确，口腔溃疡虽说是贝赫切特综合征的主要诊断标准之一，但是又往往被我们忽视，那是因为我们对其特点了解不够，其有以下特点：①具有反复性，通常1年内至少发作3次；②疼痛程度较剧烈；③病变初为红斑，后出现中央为黄色，基底边缘有红晕的溃疡；④溃疡可单发或者成串出现在唇、颊黏膜以及舌、咽等部位，分布广泛；⑤较少遗留瘢痕。再说皮肤表现和口腔黏膜病变常同时发生，患者输液处相当于针刺试验，一旦有阳性表现，本病诊断的敏感性则明显提高。"

方主任说："本病的检验似乎并没有特异性，这也是我们诊断困难的原因之一。"

楚院长说："的确，本病没有特异性的检验方法也是导致本病诊断困难的原因。我遇到过的这种病的患者基本上都会被误诊数月至数年。临床上我们遇到的不典型病例多，所以诊断时不能生搬硬套，诊断要有前瞻性。本病的各种症状会在相当长的时间内相继出现，患者说这口腔溃疡已有多年，但一直没有得到重视。所以只有在我们彻底了解了疾病的本质和病理基础后，才能判断出哪些症状对诊断是有意义的。"

感 悟

　　楚院长是我心目中的医生中的"高手"，也是我从医的榜样。他无论是询问病史还是查体分析，都认真细致、观察入微。在诊断疾病时，他能统领全局，以宏观视角做出令人信服的诊断，这样的行医风格是值得我们学习的。

病例6

疑难病例之所以疑难，是因为临床表现多样，以及实验室结果分析起来往往自相矛盾。如何在实验室结果看似不支持临床诊断的情况下进行分析，并把握住矛盾的主要方面，从而寻求突破，是需要我们不断学习的。下面介绍一个典型的病例，其中涉及的多方面的临床和检验知识一定会让大家大开眼界。

多系统损害化验结果困惑丛生
抓重点表现重复检验终获生机

反复腹胀半年，暂住消化科

急诊室常常收治一些多系统损害的患者，这类患者涉及多个科室，需要多个科室一起碰头商讨先放在哪个科室处理。

有一天我接到了急诊室小刘打来的电话："现在有一位42岁的女性，有多系统疾病，目前有胸闷、气促，请你们来会诊。"我赶到急诊室，看到消化科的小周和心内科的小来都到了，小刘开始介绍病情。

患者因反复腹胀半年，再发伴加重2个多月来院。半年来患者于无明显诱因下反复出现腹胀，可自行缓解，无乏力，无恶心，无纳差，无腹痛，患者未予重视。2个月前患者再发腹胀，进行性加重，伴咳嗽，咳少许白痰，体温最高为37.6 ℃，胃纳差，无其他不适，遂就诊当地人民医院。检查发现患者糖链抗原125（CA125）为1042.95 kU/L；胸部CT显示两下肺少许斑片状阴影；心脏增大，心包少量积液，双侧胸腔少量积液；腹部CT显示腹盆腔积液；心电图显示快速型房颤。当地人民医院诊断为腹水待查、肺部感染，予患者利尿、抗感染等对症支持治疗。但患者未见明显好转，为求进一步诊治，遂来我院。患者既往于2004年因甲状腺功能亢进症在当地人民医院行甲状腺切除术，术后未定期复查；2008年行剖宫产手术，术中无特殊情况；个人史、月经史、家族史均无异常。

了解完病史后，我们一起查看患者的化验单，结果显示白细胞12.0×10⁹/L，中性粒细胞84.2%，超敏C-反应蛋白14 mg/L，B型钠尿肽前体（pro-BNP）20700 pg/mL（正常参考值0～100 pg/mL），血淀粉酶2105 U/L（正常参考值0～100 U/L），尿淀粉酶3010 U/L（正常参考值0～500 U/L），D-二聚体57080 μg/L（正常参考值0～1500 μg/L），丙氨酸氨基转移酶（ALT）75 U/L，天门冬氨酸氨基转移酶（AST）228 U/L，白蛋白32.6 g/L，总胆红素56.8 μmol/L，肿瘤标志物中CA125明显增高（1042.95 kU/L）。

看完化验结果我百思不得其解，于是去看患者。患者略显消瘦，由于长期的疾病影响，看起来营养不良，体温37.6 ℃，血压153/91 mmHg，脉搏83次/分，呼吸20次/分；神志清，精神可，皮肤、巩膜无黄染，全身皮肤未见出血点，未见肝掌及蜘蛛痣，无腹壁静脉曲张，浅表淋巴结未及肿大。双肺呼吸音粗，未闻及明显干湿啰音；心率90次/分，心律明显不齐，第一心音强弱不等，各瓣膜区未闻及病理性杂音；腹膨隆，肝脾肋下未及，全腹无压痛及反跳痛，墨菲氏征阴性，移动性浊音阳性，肾区无叩痛，肠鸣音3次/分，双下肢中度凹陷性浮肿。

我说："患者的血CRP仅轻度增高，体温也呈低热，将胸部CT的渗出影与双侧胸腔积液和明显升高的pro-BNP结合起来分析后，我考虑是心功能不全所致。至于D-二聚体增高，患者的血氧分压正常，这在临床上也不符合肺栓塞的表现。更重要的是，肺栓塞患者很少会出现如此之高的D-二聚体水平，其中必有蹊跷。"

小来接道："患者的pro-BNP增高，加上多浆膜腔积液，如果用心功能不全来解释是可以的，但是肝功能异常以及血、尿淀粉酶增高这事就不好解释了。还是请消化科先将患者收住院吧。"

消化科小周看了看化验结果，无奈道："这肯定是一种病的全身表现，我暂且将患者收了去。这淀粉酶可不能只看化验结果，要结合患者的临床表现。患者没有腹痛，腹部也无压痛，并非急性胰腺炎的典型表现。目前床边B超也未发现患者胰腺有坏死的表现，得等完善上腹部CT检查后再分析，以后还要请相关科室协助诊断啊！"

各种检查后，仍未找到诊断线索

会诊结束后我仍然记挂着这位患者，几天后遇到小周，我问起患者的情况，小周说道："患者来我们科后，我们予患者头孢他啶针抗感染、泮托拉唑钠抑酸、腺甘蛋氨酸护肝、生长抑素针减轻胰腺水肿以及营养支持和补液等治疗。由于患者之前白蛋白很低，在给予患者白蛋白的基础上给予呋塞米（速尿），同时完善相关检查。患者的自身抗体包括自身免疫性肝病的抗体均是阴性的，肝纤维化五项指标均增高，包括层粘连蛋白 109.61 μg/L（正常参考值 0.51～50 μg/L），透明质酸 247.9 μg/L（正常参考值 0～100 μg/L），III型前胶原 116.81 μg/L（正常参考值 0.02～30 μg/L），IV型胶原 120.84 μg/L（正常参考值 0.02～30 μg/L）；血肿瘤指标中只有 CA125 一项异常，数值为 814.6 kU/L，较前下降；腹水检查提示漏出液（蛋白 21.5 g/L，李凡他试验阴性）；甲状腺五项指标中只有 TSH＜0.008 mIU/L，明显降低，其他指标如 T_3、T_4、FT_3 都在正常范围内，只有 FT_4 为 22.71 pmol/L，刚好在正常的高限（正常参考值 11.5～22.7 pmol/L）；血淀粉酶、ALT 和 AST 也进行性下降，只有胆红素反而有轻微增高。"

我看他一口气说了这么多，问道："其他脏器检查的结果如何？"

小周补充道："患者的腹部B超显示腹腔中等量积液和胆囊壁多发胆固醇结晶，肝、胰、脾、肾均正常，完全可以排除胰腺炎；心脏彩超（心超）问题比较多，有双心房扩大（左房前后径 5.4 cm，右房横径 5.6 cm，上下径 5.8 cm）、左室扩大（5.3 cm）、二尖瓣对合不良伴中度反流、中度肺动脉高压、左心功能不全（射血分数 0.43）。"

我问道："心功能不全可以成立了，但是引起心力衰竭（心衰）的原因又是什么呢？看上去是全心衰，但从心超的描述来看不是心瓣膜疾病，患者又没有高血压病史，因此高血压性心脏病也可以排除。也不像扩张性心肌病，因为扩张性心肌病的心脏明显扩大且以心室扩大为主。那患者在你们科这5天的情况如何？"

小周说："患者的腹胀和双下肢水肿略有改善，但不明显，不过化验结果中肝酶（ALT 62 U/L，AST 58 U/L）、血淀粉酶（333 U/L）、D-二聚体（2390 μg/L）、pro-BNP（5430 pg/mL）明显下降，正因为如此，我们认为现在要心内科接盘了。"

确诊甲亢，让人大跌眼镜

又过了10天，我听说这个病例要进行全院疑难讨论，于是积极参加了。

小来进行病例汇报："患者到我科后，我们予患者培哚普利、酒石酸美托洛尔、地高辛、螺内酯、呋塞米（速尿）、米力农抗心衰治疗，由于患者有房颤，因此给予其华法林钠抗凝治疗。由于之前患者的甲状腺功能检查结果提示异常，因此我们请内分泌科来会诊，他们认为可能是亚临床甲亢，但由于患者的甲状腺素没有明显增高，所以建议先检查TSH和其他甲状腺抗体。"

我急切地问道："结果如何？"

小来答道："这几项抗体全部明显增高，TSH受体抗体（TRAb）12.85 IU/L（正常参考值<1.75 IU/L），促甲状腺素过氧化物酶抗体（TPO）1095 kU/L（正常参考值0～60 kU/L），抗甲状腺球蛋白抗体（ATG）359 kU/L（正常参考值0～60 kU/L）。这时候我们的李主任坚信患者是甲状腺功能亢进症、甲亢性心脏病，坚持要给患者用抗甲亢的药物。"

小周说道："患者有没有复查甲状腺功能呢？否则这样用药会不会冒失呢？"

小来说道："患者在入院半个月后复查了甲状腺功能，结果一定会让各位大跌眼镜，T_3 2.59 μg/L，T_4 191.5 μg/L，FT_3 15.64 pmol/L，FT_4 39.86 pmol/L，均明显增高，TSH明显下降（<0.008 mIU/L），现在说是甲亢应该没有问题了。"

全院大讨论，探究甲亢与多系统损害

我非常困惑："为什么患者入院前的甲状腺功能各项指标一直不高呢？还有血、尿淀粉酶明显增高又该如何解释？"

内分泌科的马主任分析道："患者由于没有得到及时的正确诊断和治疗，长期的甲亢导致能量和营养的消耗，因此患者出现了低蛋白血症。再加上患者当时处于一种应激状态，血T_3和T_4检测数值会下降，而FT_3和FT_4受的影响相对会小一些，所以入院时FT_4在正常的高限。至于肝功能和淀粉酶的异常，我认为一是由右心功能不全使胃肠道和肝、胰淤血，进而使肝细胞和胰腺细胞肿胀导致的；肝细胞的肿胀会导致肝内胆小管受压，胆红素引流不畅，所以以直接胆红素增高为主。二是甲状腺素本身对肝脏也有毒，甲状腺素增多后导致代谢率增高，内脏耗氧量增加，但是血流速度并没有随之成比例增加，于是内脏动静脉血管床的氧含量差值加大，缺氧导致肝功能障碍。两者共同导致ALT和AST的增高。胰腺细胞的肿胀和损伤导致淀粉酶的异常升高。"

小周问道："那CA125的变化又如何解释？"

一旁的心内科李主任接话道："我们查阅文献发现CA125现在不仅仅是肿瘤标志物，而且可能是心衰的一种新的标志物。不知大家有没有发现，CA125的下降与pro-BNP的下降是平行的。另外需要补充的是，入院时患者甲状腺功能各项指标之所以不高，其实还要考虑药物因素的干扰。大家还记得在患者入院时我们由于考虑是胰腺炎所以用生长抑素的情况吧，生长抑素是胃肠道分泌的一种激素，它不仅有抑制胰酶分泌的能力，还能抑制促甲状腺激素的分泌。"

我赞叹道："李主任真是厉害，姜还是老的辣！我想问一下你为什么这么坚持所有问题的本源一定是甲亢性心脏病呢？"

李主任说道："我们临床医生在诊断疾病时要坚持'一元论'，看似不相关的现象其实内部可能是相互联系的，可能都是由一种疾病衍生出来的。本患者最大的特点是多浆膜积液、多脏器受累和心功能不全，心衰是主线。至于心衰的原因，我抓住了患者有房颤和双心房扩大这两个特点。房颤通常见于老年人，这是由老年人心脏退化所致，如果一位42岁的女性出现房颤，最可能是甲状腺功能亢进。这是因为相对于心室，心房的β-肾上腺能受体分布得更密集，因此更容易受到甲状腺素的影响，造成患者在甲亢的时候容易发生房颤。同时我试图寻找化验结果异常的合理解释，在内分泌科楚院长的帮助下，我们一致认为异常的化验结果是在特殊疾病阶段下的不典型的化验结果，而且随着病情的变化一定会发生变化，后来的结果也证实了我们的想法。"

小来问道："李主任，甲亢性心脏病患者出现心功能不全时要如何用药呢？能给予患者去乙酰毛花苷（西地兰）吗？"

李主任做了一个打住的手势，接着说道："对于怀疑是甲亢性心脏病的患者，切记不能用洋地黄类的药物，因为甲亢患者交感神经的张力已经增大，对于洋地黄类药物的敏感性会增强，很容易发生洋地黄中毒的现象。"

楚院长插话道："我联系了之前诊治过患者的那家医院，被告知患者在此次发病前1周的甲状腺功能检查中FT_3和FT_4轻度增高，因此诊断患者为甲亢是可以成立的。之所以后来患者入院时的甲状腺功能结果让人迷惑不解，是因为当地医院曾考虑患者罹患胰腺炎，给予了患者生长抑素治疗，而这种药物本身就可以抑制甲状腺的分泌功能。"

有一个问题始终萦绕于我的心头，我终于禁不住举手示意："患者既往10年前曾行甲状腺部分切除术，按理说甲亢复发的概率不会太高，所以这也是束缚我们思考的潜在原因。因为CA125也是妇科肿瘤的标志物，而造成甲亢的原因中比较少见的有卵巢甲状腺肿，不知道这方面有没有考虑过？"

马主任回答道："这个问题问得好。我们通常所说的甲亢与甲状腺毒症的概念不尽相同，不过我们已经为患者查过妇科B超，未发现异常情况，可以排除卵巢甲状腺肿。甲亢的手术治疗在以往是主要的治疗手段，但是即使是熟练的医生进行手术，患者也有2%的复发率。因此我们不能简单地认为手术能解决甲亢，一定要在术后继续密切监测患者的甲状腺功能。"

感 悟

经历了不少疑难病例的诊治过程后，我最大的感触就是要透过纷繁多样的临床表现抓住事物的本质，而且"一元论"是临床思维中最有用和最重要的一种思维方式。当患者有多种系统、多个脏器的病变和临床表现时，不要割裂和孤立地去看一个系统或者一个器官，而是要尽可能地找出疾病的本源。其中的关键之处就在于要抓住重要的临床特征和辅助检查的结果，对辅助检查的结果不能简单地依赖，而是要有所取舍，并进行动态观察。同时还要重视将书本的理论知识与临床实践更紧密地结合，对于理论知识不可浅尝辄止，要有探究和钻研的精神。在临床实践中，我们不要轻易下结论，而是要善于观察、大胆假设、小心求证。只有这样，才能逐步提高我们自身的临床业务能力。

病例7

秋天悄悄来临，天气开始变凉了，来做择期手术的患者多了起来。如果手术成功了，人们通常都会将功劳归于术者，但患者的治愈其实却有赖于整个围手术期的合理处理，任何一个环节出问题都可能满盘皆输。这个时候，一位基础扎实且善于发现问题的医生就成了这场战役的关键指挥者，即使他是一位内科医生，发挥的作用也不亚于外科医生。接下来的这个故事来源于我曾经参加过的一个病例讨论。

胃癌术后病情急转危机重重
神医妙探巧解玄机奇迹好转

胃癌术后患者病情加重

周三下午的全院病例讨论来了许多同事，因为大家知道今天我们的阮院长也会到场。阮院长功底扎实、知识全面、思路清晰，分析问题往往一针见血，每次听他讲课都能学到很多知识。

先是胃肠外科的小齐介绍病例："患者是男性，56岁，因胃癌行胃大部切除术，手术过程顺利，术后1周开放饮食，但出现反复呕吐、胃潴留，同时出现切口感染等并发症，于是我们让患者禁食，并加强抗感染和深静脉营养支持治疗。禁食5天后患者精神软，无畏冷、发热，心率偏快，130～150次/分，呼吸急促，诉视物有模糊重影；血常规检查显示指标大致正常；生化检查显示血糖15.49 mmol/L，钠134 mmol/L，钾4.15 mmol/L；血气分析显示酸碱度7.46，氧分压61 mmHg，碳酸氢根38 mmol/L，碱剩余3 mmol/L；尿常规检查显示尿酮体++。当时我们考虑会不会是糖尿病合并酮症，于是请内分泌科会诊。"

阮院长打断小齐的介绍："有没有请眼科会诊?"

小齐回答："没有。"

阮院长问："你们考虑是糖尿病合并酮症的理由是什么？又是怎么处理的？"

内分泌科的小车回答："当时我们也不是很确定，只是因为患者血糖增高且尿酮体呈阳性。但是患者的血气分析显示没有酸中毒，所以我们建议在糖水里加胰岛素中和。"

阮院长说："好吧，你们继续介绍病例。"

小齐继续说道："禁食后的第6天患者病情加重，心率仍在120次/分，呼吸仍浅快；到了禁食后的第7天，患者心率持续140次/分，呼吸浅快，血压有所下降，视物重影仍存在。患者的pro-BNP为141 pg/mL，D-二聚体为580 μg/L；血气分析显示酸碱度7.44，氧分压104 mmHg，二氧化碳分压23 mmHg，碱剩余-7 mmol/L。"

阮院长问道："这位患者为什么心率一直很快，而且呼吸也急促，你们分析过原因吗？"

小齐说道："我们也考虑了可能导致患者心率快的原因，比如术后感染，但是由于患者未发热，血象、CRP也没有明显异常，因此术后感染的可能性不大。患者在大手术后多日没有下床活动，会不会有肺栓塞发生呢？我们当天为患者做了肺血管CTA，未见异常，于是排除了肺栓塞。此外，有没有可能是术后补液量过大导致心功能不全呢？我们也对补液量进行了调整，基本上出入量一致；患者以往没有心血管疾病史，且应用利尿剂硝酸甘油后患者症状也无改善，我们为患者查了pro-BNP后发现没有明显增高，所以也排除了心功能不全。最后是糖尿病酮症酸中毒，因为患者有尿酮体呈阳性、血糖升高和酸中毒的表现，但是患者的β-羟丁酸含量正常，且我们给予患者低剂量的胰岛素治疗后并未见症状改善，似乎这一条路也给堵上了。最重要的是以上情况都不能解释患者为什么会有复视这一症状。"

阮院长说道："患者后来的病情进展如何？继续说。"

小齐继续道："患者当晚视物重影加重，眼科会诊后考虑是眼肌不全麻痪，原因待查。患者胸闷、气急加重，呃逆较多，尿量多，血钾2.8 mmol/L，血乳酸16 mmol/L，血气分析显示酸碱度7.2，二氧化碳分压16 mmHg，氧分压129 mmHg，碱剩余-21 mmol/L。这时患者血压下降至80/26 mmHg，需要血管活性药物维持并需要逐渐增加药物剂量，于是我们联系上了重症监护治疗病房（ICU），为患者行气管插管机械通气后将患者转到ICU。"

原来是术后禁食惹的祸

阮院长说道："那天晚上ICU的胡主任给我打电话说有一位病情很重的患者，让我去看一下。我去了后总结了一下患者的情况，有以下5点。①禁食史；②动眼神经麻痹、心动过速；③乳酸增高性代谢性酸中毒；④无法解释的呼吸衰竭；⑤虽然血糖高但血β-羟丁酸正常。因此，我很快就推断出前面考虑的那几种疾病都可以排除了，我认为是长期禁食导致的维生素B_1缺乏所致，所以给予患者维生素B_1 100 mg肌注5天。不知道后来结果如何？"

小齐说："初治8小时后，患者的血乳酸降至4 mmol/L，休克也得以纠正；3天后患者顺利拔管，肠外营养中加用水溶性维生素及脂溶性维生素，开通肠内营养。"

小齐问："阮院长，为什么一种普通的维生素B_1缺乏病会导致如此严重的后果，又为什么治疗后这么快就出效果？"

阮院长说："这种维生素B_1缺乏病俗称脚气病，维生素B_1又称为硫胺素，而硫胺素被肠道吸收后在酶的磷酸化作用下生成硫胺素焦磷酸（TPP），TPP是三羧酸循环中丙酮酸与α-酮戊二酸脱羧反应的重要辅酶，也是红细胞酮醇基转移酶的辅酶。人体组织特别是代谢旺盛的脑和心肌组织中的葡萄糖和丙酮酸代谢必须要有足够的维生素B_1参加，否则会由于TPP缺乏导致丙酮酸难以进入三羧酸循环，大量的丙酮酸滞留在血液中导致周围小动脉扩张，外周阻力下降，静脉血流量增加，心排出量、心脏工作量都增加，这也就是患者会出现心衰和休克的原因。此外，乳酸盐和丙酮酸盐使心肌对氧的利用率降低，更易使心脏功能趋于衰竭。"

小齐又道:"那一直困扰我们的复视又是怎么回事呢?"

阮院长道:"缺乏维生素 B_1 不仅会导致复视,还会出现眼球震颤、小脑性共济失调,这些都是韦尼克脑病(Wernicke encephalopathy)的症状,复视其实是眼肌瘫痪的表现。"

小齐说道:"原来如此,辛辛苦苦做了一台成功的手术,却没想到差一点就被这么一种不起眼的小病误了大事。患者当天晚上真是危在旦夕啊,要不是阮院长及时赶到并正确处理,我们真不知要如何收场啊!从这个病例中也可以看出,即使是外科医生,知识也要掌握得全面一些才行。"

感 悟

这位患者在短短数天内经历了如同过山车般跌宕起伏的病情变化,实在是太惊险!病情的恶化和好转均如此之快,而治疗方法又如此简单,真是让在场的每位外科医生都顿生感慨:一位好的外科医生不仅要有过硬的手术技术,还要有综合的知识以处理围手术期的各种问题。

病例8

已经给大家介绍过很多种系统性疾病了，系统性疾病的总体规律就是临床表现多样，多系统、多器官受累，所以容易让人有"乱花渐欲迷人眼"的感觉。不过即使如此，系统性疾病也总有一些特殊的地方。如果我们能捕捉到一些细节，并突破思维的禁锢，那么就能得到诊断的真谛。

胸闷气促水肿疑似心功能不全
舌大皮疹麻木却道淀粉样变性

小廖最近收治了一位奇怪的患者。患者48岁，男性，3个月前于无明显诱因下出现胸闷、气促，伴全身浮肿、双手麻木，到当地医院住院治疗，胸部CT提示右肺中叶感染性病变，两侧胸腔积液；正电子发射断层扫描/计算机层析成像（PET/CT）提示多浆膜腔积液伴广泛皮下水肿，左下肺有微小结节，右肺中叶、两肺下叶有条索、斑片影，当地医院考虑是炎性改变；右髂外血管旁淋巴结轻度增大伴放射性增高；颈、胸、腰椎轻度骨质增生。胸腔穿刺引流后患者症状略好转，后转入我院继续治疗。

楚院长说道："这个病例一看就是系统性、全身性的疾病，体征上有没有什么异常的呢？"

小廖说："患者在3个月前出现口齿不清、不能伸舌，舌MRI检查未见明显异常。体检显示患者生命体征正常，背部可见陈旧性皮疹，双手指间皮肤略硬，Gottron征可疑阳性，浅表淋巴结无肿大，心肺检查结果正常，腹部平软，无压痛及反跳痛，肝脾肋下未及。就是患者的这个舌头给人的印象太深了，因为舌头太大，连伸舌这种在常人看来很简单的动作对他而言都很吃力。"

楚院长说："伸舌困难这种情况的确太少见了，其中必有蹊跷。再说说患者的化验结果有没有什么异常？"

小廖说："患者的血常规、血沉和凝血功能均正常，肿瘤标志物中癌胚抗原（CEA）17.01 ng/mL（升高），CA125 192 U/mL（升高）；肝功能中丙氨酸氨基转移酶轻度增高（53.3 U/L），γ-谷氨酰转肽酶（γ-GT）126 U/L，白蛋白正常；自身抗体阴性；甲状腺功能、性激素及抗体正常；胸水白细胞320×10^6/L，淋巴细胞80%，中性粒细胞20%，白蛋白12 g/L，腺苷脱氨酶（ADA）1.8 U/L，LDH 42.4 U/L，胸水肿瘤指标正常；结核感染T细胞斑点检测（T-SPOT.TB）弱阳性；免疫球蛋白系列均正常，尿κ轻链轻度增高（53.2 mg/L），尿λ轻链明显增高（532.0 mg/L）。"

楚院长说："这胸水一看就是漏出液啊！那影像检查又做了哪些？有没有异常的迹象呢？"

小廖继续汇报道："外院为患者做过PET，并没有发现异常的放射浓聚；常规的超声检查中，患者的肝、胆、胰、脾、双肾输尿管未见明显异常，甲状腺未见明显异常；颅脑MRI平扫和弥散成像未见异常；胰腺MRI平扫及增强未见明显占位病变。"

楚院长继续问道："患者的心超结果如何？"

小廖道："当地医院的报告显示各房室大小正常，左室壁增厚，各瓣膜除了二尖瓣轻度反流外无其他异常。"

楚院长说道："小廖，你先说说你的看法吧。"

小廖道："楚院长，我首先考虑的是缩窄性心包炎，你看啊，患者双侧大量胸腔积液和双下肢水肿伴有心包可疑积液，很可能是心包疾病。缩窄性心包炎多数由结核性心包炎引起，表现为普遍增厚的心包束缚心脏，全身各脏器淤血，出现颈静脉怒张、肝大、腹水、胸水等。患者的T-SPOT.TB为弱阳性也提示结核，可完善心超检查以明确诊断。"

楚院长说道："现在的问题难以用结核性缩窄性心包炎来解释，比如患者的心房没有增大，肝脏也没有淤血所致的肝肿大，但至少从胸部CT上可以初步判断有没有心包壁肥厚。另外，缩窄性心包炎也不能解释患者的其他表现，如舌肥大、皮肤发硬等。"

小廖接着说："患者因多浆膜腔积液就诊，胸水介于渗出液与漏出液之间，细胞以淋巴细胞为主，我们需警惕结缔组织病。可是患者的血沉及CRP等炎症指标正常，自身抗体及免疫五项无明显异常，结缔组织病的诊断依据不足。另外，患者的血CEA指标高，我们需警惕肿瘤性疾病。我建议完善胃镜和肠镜检查。"

楚院长说道："本患者目前在阳性体征及实验室的检查结果等方面的线索不多，给我们的诊断带来一些困扰。首先，患者无发热，血常规及CRP正常，因此不支持普通的感染性疾病；患者的血沉正常，胸水ADA正常，不支持特殊感染如结核。其次，出现多浆膜腔积液容易考虑到是结缔组织病，但是患者的血沉、CRP等炎症指标和自身抗体无异常，结缔组织病的诊断依据不足。"

小廖急切地问道："患者起病有伸舌困难、双手麻木等神经病变情况，还有皮肤发硬等表现，要不要考虑POEMS综合征呢？"

楚院长说："POEMS综合征是由浆细胞瘤或者浆细胞增生导致的多系统损害，包括进行性、多发性周围神经病以及肝脾肿大、内分泌紊乱、M蛋白增高、皮肤色素沉着，并可出现全身凹陷性水肿、胸腹水、心衰等。该患者无脏器肿大及M蛋白增高的情况，故不考虑。"

小廖知道楚院长是博学之人，看他娓娓道来，料想必有把握，故追问道："那您到底考虑是什么疾病呢？"

楚院长笑道："其实我也没你们认为的那么神，我也是要先罗列一些可能的疾病，再进行针对性地检查，之后逐一排除。比如这位患者有长期饮酒史，所以需要排除长期饮酒导致的维生素B_1缺乏病。维生素B_1缺乏病既可以表现为以神经系统表现为主的干性脚气病，也可以表现为以心衰为主的湿性脚气病。这种病查体可见肝大、胸腔积液、腹水和心包积液体征，但不能解释舌大的情况，我建议给予患者维生素B_1补充治疗，如果是这种病，患者在短时间内能迅速好转。"

正当我们在心中赞叹楚院长知识渊博之时，楚院长接着说道："我现在高度怀疑可能是另一种很少见的病，那就是淀粉样变性。该病是一系列以淀粉样物质沉积在一个或多个组织、器官造成组织变性、器官功能减退或衰竭为特征的疾病，其中免疫球蛋白轻链型淀粉样变性（AL）最常见。除了中枢神经系统外，该病可影响所有脏器和软组织，肾脏最常受累；可有心脏受累，表现为限制性心肌病；可有舌体肥大、肝脏受累、肺脏受累、皮肤受累、关节受累等。"

小廖问道："淀粉样变性？我还是头一回听说，这种病要如何确诊呢？"

楚院长说道："这种病的确诊需要病理诊断，可建议患者行舌活检。另外，淀粉样变性在心脏彩超上有一些典型表现，可以与心超室联系，让他们重点看一下患者的心肌回声情况。"

小廖立即与心超室联系，并亲自带患者做检查。患者的心超检查结果显示左室壁肥厚，心肌回声增粗、增强（图1），二尖瓣轻度反流，左室限制型充盈障碍。根据心超结果，小廖首先考虑是限制性心肌病样改变，再结合临床，考虑是心肌淀粉样变性。患者之后在局麻下行舌活检，病理结果显示黏膜下横纹肌上方纤维组织间见均匀粉染物，刚果红染色阳性。

终于确诊为淀粉样变性了。

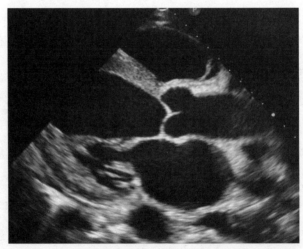

图1　左室壁肥厚，心肌回声增粗、增强

感 悟

一直以来，楚院长是我院公认的"豪斯医生"，很多疑难疾病都在他广博的知识和严谨的分析中得到了明确诊断，让我们大开眼界的同时也拓宽了我们的思路。心肌淀粉样变性的诊断其实并不困难，有经验的心超医生在进行心超检查时，由典型的影像特征会直接考虑到心肌淀粉样变性。

病例9

临床医生有时最怕遇到没有具体器官症状而只有一些不典型症状如消瘦、乏力的病例，因缺乏特异性的检查指标，往往让人困惑。如何走出这种困境？这就需要我们对患者进行更加细致的查体和病情分析，这样才能明确诊断。

莫名消瘦乏力无从下手
临床综合诊断要点突出

症状无特异，却难以诊断

风湿免疫科是一个年轻的科室，也是一个要与很多科室打交道的科室，更是疑难杂症的集中地，这也就锻炼了风湿免疫科医生的全面分析能力，而张医生就是其中的佼佼者。这天我和他吃饭时，他和我聊起了最近遇到的一例有趣的病例。

患者是一位52岁的男性，因消瘦、乏力2个多月入院。2个多月前患者出现乏力，伴有眼干、视力下降，时有双下肢肌肉胀痛、足底麻木感。患者食欲不佳，伴有明显腹胀，大便干燥，平均每周1次，无血便、黑便，无大便变细，无恶心、呕吐，无进行性吞咽困难。2个月内患者体重明显下降超过10 kg。2周前患者因头痛、乏力于当地人民医院住院治疗，医生诊断为贫血，予患者重组人促红素注射液等治疗后，患者头痛缓解，腹胀减轻，大便约2天1次，但仍感乏力。3年前患者因胆囊结石行胆囊切除术。患者有吸烟史30余年，平均25支/天。患者的入院体检显示体温36.3 ℃，脉搏64次/分，呼吸20次/分，血压111/72 mmHg；神志清，精神偏软，慢性病容，睑结膜略苍白，指甲苍白，皮肤巩膜无黄染，浅表淋巴结无肿大，甲状腺无肿大，颈静脉无充盈；双肺呼吸音清，未闻及干湿啰音，心率64次/分，律齐，未闻及病理性杂音，腹部平软，右腹部可见一长约7 cm手术瘢痕，无压痛及反跳痛，肝脾肋下未及，腹部移动性浊音阴性，肠鸣音3次/分；双下肢不肿，右足背动脉搏动减弱，足部温度下降；神经系统检查阴性。"

我问道："根据以往我听你讲过的故事，我可以判断这又是一种系统性疾病，实验室检查有没有什么发现呢？"

张医生说："当地人民医院的检查结果中，患者的血沉明显增高（112 mm/h），血红蛋白95 g/L，白蛋白30.8 g/L，糖化血红蛋白6.5%，自身抗体检测阴性。由于患者贫血，所以行胃镜检查，结果显示慢性浅表萎缩性胃炎伴糜烂。患者的骨髓穿刺显示有核细胞增生较活跃，细胞外铁增高、内铁减少，有可能是继发性贫血，个别部位易见嗜酸性粒细胞；腹部及盆腔CT显示左侧腹部局部脂肪间隙模糊，考虑是脂肪炎，肝门部淋巴结肿大；心脏彩超显示二尖瓣轻中度反流；胸部CT平扫检查显示两肺散在增殖灶。"

我说道："这位患者目前除了血沉明显增高外，其他检查结果似乎没有太大的临床价值。你们考虑是什么疾病？"

张医生说："我们还是以血沉增高为突破口。贫血会影响血沉，且通常引起血沉增高，但患者的血沉增高如此明显，还要考虑是不是肿瘤、结核和自身免疫性疾病。患者有消瘦、便秘和腹胀，因此要警惕大肠癌；不过后来患者症状有所缓解，若是大肠癌，患者症状波动太大的情况不好解释；另外，也没有发现患者的腹部及盆腔CT检查结果有什么异常。若是结核，患者有如此高的血沉却没有低热、盗汗的表现，且胸部CT无病灶，结核的诊断也不成立。若是自身免疫性疾病，患者没有关节痛的表现，自身免疫抗体为阴性，也不符合常见的风湿性疾病，所以我们最初并没有头绪。"

无头绪中理头绪，诊断终明确

我问道："转到我们医院后，患者的病情如何变化？"

张医生说道："患者入院后出现低热，体温37.8 ℃左右，伴有愈发明显的肌肉疼痛。患者的生化类检查结果显示 γ-谷氨酰转肽酶 122 U/L，碱性磷酸酶 156 U/L，白蛋白 28.5 g/L，C-反应蛋白 116 mg/L，肌酸激酶和肌酸激酶同工酶均正常；乙肝三系定性检查结果显示乙肝表面抗体弱阳性；D-二聚体和凝血功能正常；血白细胞正常（$9.6×10^9$/L），血红蛋白却进行性下降（81 g/L）；免疫球蛋白 G 轻度增高（20.1 g/L）（正常参考值 7.23～16.85 g/L），免疫球蛋白 A 5.710 g/L（正常参考值 0.69～3.82 g/L），血 κ 轻链 18 g/L，λ 轻链 9.24 g/L；尿常规隐血++；人类白细胞抗原 B27（HLA-B27）阴性。患者的超声检查结果显示胆囊切除术后，双侧肾动脉阻力指数略增高，双侧颈动脉内中膜略增厚，双肾、输尿管、前列腺未见明显异常；结肠镜检查未见异常。"

我好奇道："发热又伴有肌痛，不会是肌炎吧？"

张医生说："肌炎通常肌酶会增高，但这位患者肌酶不高，况且肌炎的患者很少会出现体重明显下降。"

我说："足底麻木感又伴有消瘦，要不要考虑隐匿性糖尿病？"

张医生说："糖尿病我们也考虑过，但是患者的糖耐量试验虽然提示糖耐量异常，却尚未达到糖尿病的诊断标准，糖尿病不成立，足底麻木感自然也不能用糖尿病的周围神经病变来解释。"

我说："这可难倒我了，不过我好奇你们为什么会为患者做双肾动脉阻力的超声，有什么用呢？"

张医生说："最后其实只剩下两种疾病需要我们鉴别，一种是显微镜下多血管炎，另一种我估计你可能是第一次听说。"

我一听兴奋了，迫不及待地问道："快说，是什么病这么厉害能让人短期内'减肥'如此明显？"

张医生笑道："这种'减肥'可不好受，我们总结了患者的主要临床特点。①患者近期体重下降了 12.5 kg；②有肌痛、无力；③有双下肢麻木感；④四肢动脉搏动减弱；⑤尿隐血++提示可能存在肾损害。综合上述特点，我们诊断为结节性多动脉炎（PAN）。"

我问道："这种病还真没听说过，从病名上看，受累的部位应该是动脉了。"

张医生说道："这种病主要侵害中、小动脉，是一种坏死性血管炎，可以侵犯全身各血管，所以其临床表现呈多样性且与受损血管的部位及受损程度有关。本病患者起病速度不一，病情轻重不同，所以常常被误诊。本病典型病例以发热、乏力、体重下降、出汗、肌痛或关节痛起病。要特别注意的是本病患者有体重下降和乏力明显的表现，可作为诊断的一个重要突破口。"

我恍然大悟道："这位患者体重下降如此明显，用其他疾病的确不好解释，而且这种病的发热表现也很奇怪，没什么规律。"

张医生说道："是的，多数患者是不规则发热，可呈持续性也可呈间歇性，可高热也可低热，所以患者常常会被误诊为感染并进行治疗，而体温正常了又会误以为是治疗有效。"

我问道："这种病有没有特异性的化验结果呀？"

张医生说道："问题就在于本病没有很特异的化验结果，当病情活动时，血沉和CRP增高，血免疫球蛋白增高，白蛋白降低，总补体及补体C3降低。另外本病半数患者的乙肝表面抗原或抗体呈阳性，这也是诊断依据之一。"

我继续问道："这种病的诊断标准是什么？我看有点复杂。"

张医生道："的确复杂，按美国1990年的诊断标准，一共有10条。体重下降大于4 kg；四肢或躯干有网状青斑；睾丸疼痛或压痛；肌痛无力或下肢压痛；单神经或多神经病变；高血压且舒张压大于90 mmHg；肌酐尿素氮水平增高；血清中检测到乙肝表面抗原或抗体呈阳性；动脉造影显示内脏动脉有动脉瘤或阻塞，同时排除动脉硬化或其他非炎症性因素；组织活检显示多形核白细胞浸润。"

我听完大喊头痛："这么多标准可真要命，而且血管造影一般的医院做不来呀。"

张医生道："别急，这10条中只要具备3条就可以诊断，而且敏感性和特异性能达到80%以上，所以我们可以临床诊断。至于血管造影，虽说节段性狭窄和动脉瘤这些异常是本病的重要特征，但并非诊断本病的必备条件，毕竟其他血管炎疾病也可以有类似表现。"

我说道："血管炎真复杂，怪不得很多医生都在这里'栽跟头'，而且现在专科化使得分工越来越细，患者通常因为某一种症状而就诊相应的专科，缺乏经验的医生往往想不到是血管炎这种疾病，容易造成误诊。"

张医生笑道："在我看来，结节性多动脉炎的这个特点也可以被利用。如果在临床上遇到有多系统损害的患者，且实验室未发现患者有特异性的阳性指标，那么我们可考虑患者是否有血管炎。以此为线索来鉴别多种血管炎也是一种诊断思路。"

我问道："这种病要怎么治疗呀？后来患者情况如何？"

张医生说道："这种病也是主要靠激素治疗，可予患者甲泼尼龙片 16 mg 每日 3 次口服，维生素 B_1 针、甲钴胺针（弥可保）营养神经，对症支持治疗。第 2 天患者乏力减轻，肌痛和双下肢麻木感略有减轻，视力好转。5 天后患者复查生化项目，结果显示 γ-谷氨酰转肽酶 101 U/L，白蛋白 30.3 g/L，血红蛋白 107 g/L，血沉 57 mm/h。"

感 悟

现在的医生非常依赖各种现代化的检测手段，而且诊断时往往期待着能有一个特异性的检查来一锤定音。但其实在人类漫长的医学史中，检测手段在近几十年才得到飞速发展，而以往医学的进步更多的是依靠观察和整理疾病的临床表现及总结规律。当然，在对类似结节性多动脉炎这样的疾病有了更深入的了解后，我们期待也相信未来将会出现特异性的标志物以帮助诊断疾病。但是我们不知道那一天何时到来，所以我们仍要掌握好临床医学的基本功——观察，以及更细致的观察。

病例10

现在，我们常常吐槽不少患者通过网络来指导自己治病，而不少医生却不善于利用网络来帮助自己提高诊断水平。在网络快速发展的今天，如何更好地利用网络来帮助我们快速诊断是一个很重要的问题。当然，临床医生因为具有临床知识，能够提炼出精准的关键词并进行搜索，所以即使当我们面对的是从未诊断过的疾病，利用网络我们也能够有效地诊断。下面将介绍一个借助网络进行关键词搜索后快速诊断的罕见病例，希望能够给大家提供一种新思路。

尿崩肢体肿胀看似风马牛不相及
善用网络搜索始觉知识途径颇多

多系统病变，诊断不明确

好久没见到黄医生了，听说他最近在准备市里年会的一个病例报道，今天趁着会诊的机会向他问起这个病例。

黄医生说道："这个病例又是多系统疾病，患者病情虽不重但的确疑难，前前后后看病8年。这是位53岁的男性患者，8年前开始出现尿频、尿多的症状，外院诊断为尿崩症。患者一直服用双氢克尿噻，每天25 mg，不过多尿的情况并没有得到缓解，每天夜尿就有五六次，严重影响了生活质量。5年前患者出现口干症状，外院诊断为干燥综合征，不过没有进行药物治疗。患者这次来我院，先到血管外科就诊，因为患者入院前4个月出现左下肢静脉曲张、肿胀，久立后明显，但无颜面部浮肿，无咳嗽、咳痰、胸闷、气急等不适。患者在外院就诊时做了下肢血管B超，未发现深静脉血栓和动脉闭塞性疾病，外院予患者利尿剂治疗后，患者症状未见明显改善。"

我一听，的确从未听说过有这种临床表现的患者，于是问道："我院血管外科检查发现什么啦?"

黄医生答道:"我院血管外科为患者做了左下肢静脉血管CT,发现骶前软组织影异常增厚,伴左侧髂总静脉包绕、管腔狭窄、节段性闭塞,髂总静脉周围及髂内静脉广泛侧支代偿形成。请教放射科医生后,我们考虑是腹膜后纤维化伴髂静脉压迫综合征。"

我问道:"患者的体格检查有什么发现吗?"

黄医生答道:"常规体检显示左下肢浅静脉增粗,无皮肤糜烂、破溃,无局部红肿、触痛,双侧皮温对称,左下肢略肿胀,张力不高,此外无其他异常。不过我去会诊时发现患者的腮腺肿胀得很明显,这不太像常见的干燥综合征的症状。"

我问道:"患者的辅助检查有什么异常情况吗?"

黄医生说道:"血尿粪常规、肿瘤标志物、自身抗体、甲状腺功能及抗体、肝肾功能均正常,血沉26 mm/h,免疫球蛋白G 23.0 g/L。肝胆脾胰B超、胸片未见明显异常。垂体MRI显示垂体前、后叶间斑点状低信号,可能为微腺瘤,垂体柄上部结节状增粗。下腹部增强CT显示骶前腹主动脉分叉处软组织影异常增厚、强化,我们考虑是腹膜后纤维化。由于继发性腹膜后纤维化的病因比较多,为了排除淋巴瘤,我们让患者去做了PET/CT,结果发现腹膜后放射性浓聚。"

我疑惑道:"这尿崩症是不是真性尿崩症呀?为什么会使用双氢克尿噻来治疗呢?"

黄医生说道:"当时我也纳闷来着,我猜他们可能是因为在患者的头颅磁共振中没发现问题,以为是肾性尿崩症而使用双氢克尿噻治疗的。后来我们做了禁水试验,证实了尿崩症的诊断。"

依靠医学数据库,诊断终明确

我好奇道:"你是如何诊断患者所患疾病的?诊断的突破口在哪里?"

黄医生说道："我是依靠网络搜索诊断的。"

我瞪大眼睛："什么！靠网络搜索来的？不会这么不靠谱吧！这也能诊断疾病？"

黄医生说道："互联网时代，获取知识的能力比储存知识的能力更重要。和普通患者不同，我们医生用的是专业的知识库，国内的有维普或者万方，全球的有PubMed。只要你选对关键词，诊断手到擒来。"

我听得好奇心骤增："快说说，在这么多纷乱的临床表现里，你是如何选择关键词的？"

黄医生说："患者尿崩症诊断明确，尿崩症是一个关键词；腹膜后纤维化从患者的临床表现和影像学上也能够确立，这也是关键词；干燥综合征算不算关键词呢？由于口干症状并没有特异性，加上没有实验室数据支持，因此不作为关键词。我将上面两个关键词输入PubMed后就诊断出来了，是IgG4相关疾病。"

我说道："这种病我从来没听说过，快给我讲讲。"

黄医生说道："其实这种病我们以前肯定遇到过，但由于对其本质缺乏认识，所以很多时候都误诊、误治了。比如以前有不少被当成胰腺癌进行手术治疗的自身免疫性胰腺炎，其患者中有些人患的就是这种病。本病的诊断标准有3条。①临床检查显示1个或多个器官内呈特征性弥漫或局限性肿大，或有肿块形成；②血液学检查显示血清IgG4升高（＞1350 mg/L）；③组织学检查显示大量淋巴细胞和浆细胞浸润伴席纹状纤维化，同时组织中浸润的IgG4阳性浆细胞与浆细胞的比值＞40%，且每高倍镜视野下IgG4阳性浆细胞数量＞10个。"

我说："这位患者好像只符合第1条和第2条，他没做过病理检查吗？"

黄医生说："患者拒绝有创检查，因此我们只能说疑为此病。不过我们会密切随访的。"

我问道："患者口干的原因是什么，可以诊断为干燥综合征吗？我印象中干燥综合征患者以女性居多。"

黄医生答道："本患者有明显的口干症状，但其自身抗体为阴性，前面不是说查体发现患者腮腺肿大很明显吗，这是由于IgG4相关疾病可能累及所有的腺体。腮腺、胰腺受累时表现为弥漫性肿大，腺体分泌功能下降。腮腺分泌功能下降导致唾液减少而出现口干。如果胰腺受累，影像学上多表现为整体胰腺肿胀，呈腊肠样改变。不过好在这位患者侥幸没有出现胰腺受累的情况，预后还好。"

我问道："那腹膜后纤维化又是怎么回事呢？之前患者的PET/CT检查显示放射性浓聚，当时为什么没考虑是淋巴瘤呢？"

黄医生说道："IgG4相关疾病本质上是肉芽肿和炎性假瘤，而肉芽肿组织在PET上也会有浓聚的表现，所以我们说PET的检查结果一定要结合临床来分析，而不是只要看到浓聚就都以为恶性肿瘤。至于淋巴瘤，其在CT上多表现为团块影，而不是大片均匀密度影。"

我叹道："谢谢你又让我开了眼界！网络对我们的工作产生了巨大的影响，它让人类的知识不受限制地传播和交流。作为新时代的医生，我们一定要善于使用网络来改变学习模式和认知方式。"

感　悟

网络时代的到来为医学带来了全新的机遇和挑战。新一代的年轻医生具有的利用网络获取知识的能力，不仅使他们在诊断疑难病时更加自信，而且也使他们获取综合知识的能力得到快速提高。在临床上遇到问题时，我们不再像以往那样只有上级医生和老师可以求助，网上无数高水平的网友以及众多的文献都能帮助我们诊断，这也缩短了我们和世界的距离。谢谢你，网络！

病例11

现代医学专科越分越细，各个专科的医生通常只关注本专科疾病的诊治，而忽略了整体，因此诊断思路常常受限，最终导致疾病的诊断治疗是"按下葫芦浮起瓢"。更严重的是，有些专科医生基础知识掌握得不扎实，又对病理生理机制缺乏认识，因此就难以将患者的临床表现整合起来。接下来讲的就是一个多年以来一直被漏诊，但在一次不经意的会诊中因为小小的细节而明确诊断的病例。

会诊意外发现内科病
患者幸运避免开错刀

嗜酸性粒细胞比例为什么这么高？

钱院长是血液科专家，经常参加院里疑难杂症的会诊，有一次他到外科会诊一位患者，会诊结束正准备离开时，他被血管外科的方主任叫住了："钱院长，我这里还有一位患者，您顺便帮我看一下吧。"

钱院长问道："患者是什么情况？为什么要我会诊呢？"

方主任说道："这位患者是一位61岁的男性，因为左下肢肿胀4天就诊，伴有左下肢持续性的胀痛，B超显示左下肢深静脉血栓形成，所以患者到我们血管外科来取栓子。我们给患者做了一些化验，结果发现了不少异常，其中和你们血液科有关的是血嗜酸性粒细胞比例很高，所以请你帮我们分析一下。"

钱院长听完介绍后跟随方主任来看患者，乍一看患者面色晦暗，如同长期接受太阳光照一般，而且精神状态也比较差。患者的心脏、双肺和腹部体征均无异常，左下肢与右下肢相比略显肿胀。钱院长随方主任回到办公室翻看患者的化验单，化验单显示血白细胞 13.8×10^9/L，嗜酸性粒细胞比例高达38.3%

（正常参考值0.8%～8%），血红蛋白125 g/L，血小板96×10⁹/L；血沉88 mm/h，D-二聚体14 μg/L，凝血功能正常；白蛋白33.2 g/L，钠129 mmol/L；寄生虫抗体阴性，肿瘤指标正常，自身抗体全套阴性，免疫球蛋白E 475 kIU/L（正常参考值0～87 kIU/L）。患者的影像学检查结果中，胸部CT、上腹部泌尿系统B超均显示正常，血管超声显示左下肢股总、股深、股浅及腘静脉血栓形成。

辅助检查发现问题

钱院长问："患者做过骨髓穿刺了吗？"

方主任答道："做过了，结果粒系增生以中幼及以下阶段为主，部分粒系胞浆见空泡，嗜酸性粒细胞比例为17%，其他红系和巨核细胞结果基本正常。钱院长，你现在考虑是什么问题呢？"

钱院长并未回答方主任的问题，只是说道："我建议接下来为患者做一下血皮质醇和促肾上腺皮质激素（ACTH）检查、结核菌素试验（OT试验），还有肾上腺CT和垂体MRI，结果出来后我再告诉你们答案吧！另外你们这位患者不需要手术了。"

又过了3天，这些结果全都出来了，方主任再次请钱院长来看结果。患者的肾上腺CT显示两侧肾上腺内、外支均明显增粗、增大，平扫左侧肾上腺外支见一类圆形高密度影，增强后两侧粗大，肾上腺均匀强化；血ACTH明显增高，清晨8时为726 ng/L（正常参考值10～90 ng/L），下午4时为518 ng/L（正常参考值7.6～76 ng/L）；皮质醇则明显下降，清晨时为24.3 ng/L（正常参考值43～224 ng/L），下午4时为29.9 ng/L（正常参考值30.9～166 ng/L）；OT试验呈阳性。

细致分析相关问题

方主任迫不及待地询问钱院长："现在可以告诉我们答案了吧。患者到底得了什么病？为什么要做这些检查？血栓和嗜酸性粒细胞增多症有什么关系吗？"

钱院长笑道："别急！让我慢慢道来。我当时第一眼看到患者的面容和肤色时就觉得患者的病情不简单，再看其血嗜酸性粒细胞比例如此高且又合并低钠血症，我就已经胸有成竹了。我们要了解糖皮质激素的生理和药理学功能，糖皮质激素是人体内非常重要的一种激素，它在物质代谢过程中起重要作用。糖皮质激素对于血液系统成分的影响非常大，包括促进中性粒细胞增殖、抑制淋巴细胞增殖，抑制嗜酸性粒细胞增殖的能力也非常强。如果糖皮质激素的分泌明显下降，则有可能会出现嗜酸性粒细胞增多。"

方主任若有所思："那么患者的低钠血症同样可以用肾上腺皮质功能减退来解释了？"

钱院长点头道："是的！肾上腺糖皮质激素对于电解质的影响最主要的是保钠排钾，因此如果有顽固性低钠血症，要考虑糖皮质激素分泌不足。"

方主任问道："既然上述检查已经证明了患者的确存在肾上腺皮质功能减退，那为什么又要做垂体MRI检查呢？"

钱院长笑道："这是因为肾上腺皮质功能减退通常是原发性的，但也有少量患者可能是继发于垂体功能减退的，不过血ACTH明显增高和垂体MRI检查是可以排除继发性的。"

方主任好奇道："这么说来，这位患者的病根是在肾上腺，那为什么会有下肢血栓呢？"

钱院长说道："这就需要了解嗜酸性粒细胞的功能了，我们都知道嗜酸性粒细胞增多见于变态反应性疾病和寄生虫感染，但少有医生知道高浓度的嗜酸性粒细胞还会损伤内皮细胞，诱发炎症反应。我们曾观察过，有些长期患有嗜酸性粒细胞增多症的患者会出现非感染性的心内膜炎。"

方主任瞪大了眼睛："什么？嗜酸性粒细胞损伤内皮细胞？这是为什么？"

钱院长说道："其中的机制很复杂，有一种解释是患有持续嗜酸性粒细胞增多症的患者其嗜酸性粒细胞会释放一些酶和蛋白，如主要碱性蛋白和嗜酸性粒细胞阳离子蛋白，这些蛋白对组织有损伤，特别是主要碱性蛋白，还可能沉积于心肌内导致心肌损害。"

方主任若有所思地说道："这么说来患者的下肢血栓可能是长期嗜酸性粒细胞增多症导致内皮组织损伤后诱发出来的。那患者肾上腺的病变是由什么原因导致的呢？要怎么治疗呢？"

钱院长说道："在我国，肾上腺皮质功能减退常由结核所致，占到70%。你看患者的血沉很高，OT试验呈阳性，虽然我们没有拿到病原学的证据，但在临床上已经可以诊断了。开始给予患者诊断性抗结核治疗吧。"

方主任和家属沟通后，家属同意让患者开始抗结核治疗，同时也让患者补充醋酸泼尼松片（强的松）并继续口服华法林钠片抗凝治疗，2周后患者症状有明显改善，双下肢血栓消失，嗜酸性粒细胞比例也恢复正常。

感　悟

> 我们一直说"头痛医头，脚痛医脚"是医家最大的忌讳，我们又说"透过事物的现象看本质"是诊断的核心原则。在日常工作中我们需要积极践行这些原则，多寻求别人的帮助，做到"能不开的刀尽量不开，能用简单方法处理的就用简单方法处理"。这不仅能避免不必要的医疗纠纷，更重要的是能实实在在地减轻患者及其家属的痛苦。

病例12

在疑难病的诊治过程中，我们要注意一些疾病对治疗的反应情况，并从中发现诊断思路。有时诊断过程是曲折的，医生需要对细节有敏锐的洞察力并坚持"一元论"的指导思想。下面要讲的就是我亲身经历的一例差点误诊的病例。

眼痛发热肺结节关系错综复杂
激素治疗有神效突破在此一举

会诊一例疑诊肺结核的病例，嘱停用激素

"是呼吸科的医生吗？我是眼科的医生，我们这里有一位患者肺里有病灶，想请你们来看一下。"我的会诊手机难得会接到来自眼科的会诊电话，可能是在常规胸片中发现了什么异常吧。

我抽空前去一看，患者是位27岁的小伙子，因发现右眼向前突1周入院。1周前患者家人无意间发现患者右眼向前突，伴右眼轻微红肿。患者自觉右眼上方压痛，无眼痒、畏光、流泪，无头痛、头晕、恶心、呕吐等不适症状。患者来我院门诊经过详细地专科检查后，被诊断为右眼眶肿物，我院遂将患者收住入院。入院3个月前患者曾因耳鸣、双耳听力明显下降在我院耳鼻咽喉科就诊，耳鼻咽喉科医生考虑是分泌性中耳炎，予患者耳咽部置管引流，并让其服用糖皮质激素等，但患者症状改善不明显。

我问眼科的叶医生："患者既往有其他疾病吗？"

叶医生答道："患者自诉5个月前曾患肺炎，在当地医院治疗过。"

我好奇道："那当时患者有什么症状？治疗后肺炎吸收了吗？"

叶医生道："患者说当时拍片发现两肺都有结节病灶，患者有发热、咳嗽的症状，住院进行输液抗感染治疗后症状就好了，之后患者因为工作忙也就没

有进行复查。"

我问道："患者的体征怎么样？有什么异常情况吗？"

叶医生道："刚入院的时候患者生命体征平稳，眼科检查结果为眼位外斜35°～40°，眼肌各方向运动可；右眼睑无明显肿胀，上方轻度压痛，结膜轻度充血；左眼无殊；双眼角膜透明、眼压一致（20 mmHg）。其他器官的检查未发现异常。"

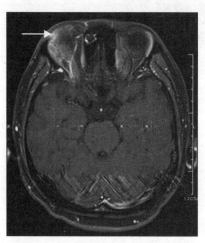

图1　头颅MRI显示右眼突出，眼肌浸润

我问道："辅助检查有发现什么异常的结果吗？"

叶医生说道："头颅MRI显示患者右眼突出，眼肌浸润，我们还发现患者右侧上颌窦、筛窦、蝶窦及额窦炎症性改变（图1）。其他检查结果显示血白细胞9.6×10^9/L，中性粒细胞84.9%，C-反应蛋白115 mg/L，类风湿因子166 IU/mL，血沉49 mm/h。另外我们在胸部正位片上发现患者右中下肺有大小不一的结节灶。"

我看了一下胸片，说道："患者的胸片显示两肺多发结节。结合患者有发热的情况，我觉得不能排除结核，因此除了进一步为患者行胸部增强CT和纤维支气管镜（纤支镜）检查外，可予患者哌拉西林钠他唑巴坦钠抗感染；同时先停用地塞米松，以避免结核病变扩散。"

因眼部不适不得已使用激素，疗效惊人

过了两天，叶医生又打电话给我："前天停用地塞米松后，患者觉右眼轻度胀痛伴同侧头胀痛，胃口欠佳；颞上方压痛明显，结膜轻度充血水肿。"

我有些奇怪，问道："一定要用激素治疗吗？"

叶医生说道："我们考虑是患者眼部炎症水肿导致眶压及眼压升高，所以

理论上需要用激素抗炎治疗，不过我们也考虑不能排除结核，故予患者布林佐胺滴眼液及盐酸卡替洛尔滴眼液局部滴眼，降眼压治疗。患者今日行胸部增强CT检查，明天再请你看一下。"

次日，我充满期待地来到眼科，叶医生说道："患者昨天眼痛得厉害，实在没办法只好临时用了一次地塞米松，没想到今天患者感觉好多了。"

不寻常的治疗反应改变了诊断思路

我一听觉得很奇怪，于是把患者昨天做的胸部CT和半年前在外院做的CT相比较，发现患者右肺上叶及下叶有结节影，病灶液化坏死明显，与半年前的CT相比位置发生变化，数量也有所增多（图2）。

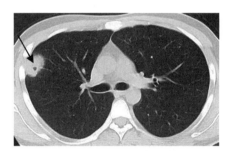

图2 胸部CT显示右上叶近胸膜处有一结节，内有小空洞

我说道："我觉得患者患的不是简单的肺炎或者其他疾病，而是一种非常少见的疾病，这种疾病与你们眼科的疾病其实是同一种疾病的不同脏器表现。"

叶医生好奇地问道："是什么病呢？"

我说道："坏死性肉芽肿性血管炎，以前也被称为韦格纳肉芽肿病，是以上、下呼吸道和肾脏受累为三联征的一种血管炎。大部分患者首先出现上呼吸道的症状，包括流涕、鼻窦炎，特别是咽鼓管阻塞引发中耳炎导致听力丧失，这是第一主诉。我们这位患者不就是3个月前有听力下降的症状吗？"

叶医生恍然大悟道："原来患者的耳、眼症状其实来自同一种病啊！我也发现患者眼痛如此明显，超乎平时所见的患者。"

我说道："我查过资料，坏死性肉芽肿性血管炎可累及眼的任何部位，症状表现包括眼球突出、视神经及眼肌损伤、结膜炎、视力障碍等，特别是眼球突出常提示预后不佳，甚至可能因视神经缺血而致失明。"

叶医生问道："那肺里的病变也是坏死性肉芽肿性血管炎的表现吗？"

我回答道："是的，肺部受累是本病的基本特征，也就是说如果没有肺部表现，那么可以排除本病。本病的肺部影像学的常见表现是双肺多发性病变，特别是双下肺，以结节影最为常见。本患者在两家医院的胸部CT均是如此，但缺少特征性的空洞表现，所以一开始我并没有想到本病。"

叶医生问道："你是怎么突然想到这种病的呢？"

我回答道："这种病的确太少见了，所以我最初也没有想到本病，甚至还担心可能造成结核扩散，所以让你们把地塞米松停了。但是患者对治疗的反应提醒了我，他对激素如此敏感，且体温正常、眼痛缓解，那么我们一定要考虑血管炎类型的疾病。加上患者有多器官损害，诊断思路上'一元论'的指导思想让我灵光闪现。不过现在都还只是推测，接下来我们还要确诊，一是为患者查一下抗中性粒细胞胞浆抗体（ANCA），二是为患者做一个肺部穿刺。"

接下来我们安排患者在超声引导下行左前胸壁处肿块穿刺活检，术后病理报告提示纤维结缔组织内见肉芽组织增生伴中性粒细胞脓肿形成，部分间质淋巴细胞、组织细胞灶状浸润，小区纤维间质坏死。患者的血管炎抗体检查结果也出来了，抗蛋白酶3抗体呈弱阳性，胞质型抗中性粒细胞胞浆抗体（cANCA）1：10。诊断坏死性肉芽肿性血管炎明确，用甲泼尼龙琥珀酸钠（甲强龙）针（40 mg，每日1次）治疗，1周后患者眼部肿胀及听力明显改善，无咳嗽、咳痰，无畏寒、发热。但由于患者仍有视力模糊，故又加用环磷酰胺针（0.4 g），患者病情稳定后出院。

感 悟

将疾病对药物治疗的反应作为诊断的一个突破口是我经过多年临床实践后的心得体会，对糖皮质激素治疗有神奇反应的疾病主要有肉芽肿性疾病、血管炎和一些风湿结缔组织疾病。当然，切记这只是启发我们思维的一个线索，从此处寻找尽可能多的证据才是重点，而切不可因此就随意应用激素。

病例 13

有些慢性疾病的诊断过程仿佛是一场马拉松比赛，在当局者想当然地认为某种症状只不过是某种慢性疾病的并发症之时，需要有旁观者来指点迷津。一种疾病有时会如同孙悟空般有七十二变，但只要了解了这种疾病在不同时期的不同面目，无论它如何变化，我们都能用"火眼金睛"识别它。

糖尿病下肢疼痛误作并发症
哮喘病嗜酸增多揭开真面目

糖尿病伴下肢痛，疑似糖尿病周围神经病变

某天我恰巧到内分泌科会诊，小黄和我打招呼道："我们这里来了位糖尿病患者，还合并哮喘，要不我们一起看一下吧。"

我笑道："那先介绍下病史吧。"

小黄说："患者为65岁女性，因发现血糖升高20年，双下肢疼痛2个月入院。20年前患者体检时发现血糖升高，空腹血糖6.3 mmol/L，无口干、多饮、多尿、消瘦这类症状，患者一直通过饮食和运动的方式治疗，未用药物治疗。患者于2个月前出现双下肢麻木、疼痛，1个月前出现血糖偏高，空腹血糖8.8 mmol/L，患者开始口服盐酸二甲双胍片500 mg每日1次降糖，1周前出现右下肢麻木、疼痛，现在患者以2型糖尿病伴周围神经病变收住入院。患者近1个月来体重减轻2.5 kg。"

我问道："那患者的哮喘病史和治疗情况如何？"

小黄说："哮喘病史50年，但症状反反复复，治疗也不是很规律。患者曾用沙美特罗替卡松粉吸入剂（舒利迭）吸入治疗3年，但最近1年来治疗效果不好，还加用了醋酸泼尼松片（强的松）（每日1片）。另外患者既往还有高血

压病史30年，血压最高时150/98 mmHg，患者口服厄贝沙坦片（安博维）降压后，血压控制住了。"

体检发现多项异常，问题多多

我问道："体检有什么阳性发现？"

小黄说："患者生命体征平稳，肺部听诊没有啰音，心律不齐但没有杂音，腹部平软，无压痛及反跳痛，肝脾肋下未及，小腿腓肠肌压痛，双足背动脉搏动减弱。"

我好奇道："患者血糖的控制情况如何？"

小黄说："奇怪就奇怪在如果是糖尿病引起的周围神经炎，通常血糖控制不好，但这位患者的糖耐量试验显示血糖波动幅度不大（餐后1.0 h血糖9.70 mmol/L，餐后2.0 h血糖11.57 mmol/L）。"

我继续问道："其他化验、检查结果有什么异常的吗？"

小黄说道："我就说说异常的吧。患者的血常规中白细胞14.6×10^9/L，中性粒细胞38.0%，嗜酸性粒细胞44.7%；血沉62 mm/h，白蛋白32.8 g/L，免疫球蛋白G 22.8 g/L；其他肿瘤指标、甲状腺功能、尿常规、肾功能的检查结果都是正常的。患者的心脏超声检查显示左心扩大，主动脉瓣轻度反流，二尖瓣轻度反流，左室收缩功能略减退（EF48%），左室舒张功能减退，心包腔少量积液，心律不齐；胸部CT平扫检查显示两肺下叶斑片状渗出影，两侧胸腔积液；头颅CT平扫显示两侧筛窦、额窦炎。"

查看患者后，诊断有了突破点

我一听头就大了："看来问题还不少，我们还是看一下患者吧。"

看完患者后，我打开电脑查看患者的体温单，入院第3天患者开始有低热，小黄说："因患者发热，胸部CT有渗出影，我们初步考虑是肺炎，现在正在用抗生素治疗，但效果似乎不理想。"

我说道："刚才我问过患者，她说半年前也患过肺炎。另外，你们忽略了患者还有过敏性鼻炎的病史，但我觉得要解开患者的谜题，就要把关注点放在嗜酸性粒细胞增多上。"

小黄说："哮喘和鼻炎患者本身不就是会出现嗜酸性粒细胞增多吗？"

我说道："哮喘患者嗜酸性粒细胞的比例的确可以增高，但幅度通常不大，而本患者在服用激素的情况下还如此高，这一点不好解释，这是其一；患者的哮喘病史有这么多年但发作极不规律，中间有多年没有发作，近几年发作时行吸入治疗却控制不住，背后必有原因，这是其二；患者35岁就患上了高血压，而其并没有高血压的家族史，而且患者有30年的高血压病史却没有出现明显的肾脏损害，这是其三；患者血糖控制尚可，在没有剧烈波动的情况下，短期内却出现不对称的下肢疼痛，这是其四。这4点就说明我们不能对患者出现的症状孤立地诊断，患者可能患有系统性的疾病。"

小黄说："心超显示左心扩大，射血分数下降，是不是高血压所致的呢？"

我说："患者平时血压控制良好，怎么会引起左心扩大，而且患者的左室同时存在收缩和舒张功能减退，这不好解释。"

小黄苦笑道："那这到底是什么病呢？"

我想了一会儿，说道："如果将患者的这些临床表现凑到一块，我考虑是一种叫变应性肉芽肿性血管炎的病。首先，这种病的绝大多数患者都有哮喘或者过敏性鼻炎的病史，而且哮喘或者过敏性鼻炎常常是首发症状，一般在哮喘发作后10年才开始累及全身器官；其次，这类患者的胸片有浸润性改变，且这种改变具有游走性和易变性；最后，患者的腓肠肌有痉挛性疼痛，这个体征是这种病的特征之一，提示是血管炎早期。"

小黄困惑道："那这种病也会造成心脏受累吗？"

我解释道："是的，这种病在临床上分为3个时期，前驱期表现为过敏性疾病；10年左右后开始进入血管炎期，由于累及不同脏器而使临床表现复杂；之后是血管炎后期，通常表现为重症哮喘以及系统性血管炎所引起的继发性病变，如高血压、慢性心功能不全、外周神经损伤等。这种病引起心脏病变的主要原因是嗜酸性粒细胞浸润心肌及冠状动脉，导致心肌病变和血管炎，主要表现为心包炎、心脏衰竭和心肌梗死，如果治疗不及时，会导致不可逆改变。"

感 悟

诊断疾病不能局限于专科思维，正如古话所说，"当局者迷，旁观者清"。我们不能强行去解释一些难以解释的现象，而是要开拓思路，以寻求更合理的解释。

病例14

《晏子春秋·晏子使楚》中写道："橘生淮南则为橘，生于淮北则为枳，叶徒相似，其实味不同。所以然者何？水土异也。"说的是虽然是同样的果树，但生长在不同的地方，由于水土、气候等自然条件的不同，所结的果实味道也不一样。在临床工作中，即使是同一种疾病，也会由于病变部位的差别导致其临床表现差别很大，而有些不典型的病例还会误导临床医生的诊断思路，致使临床医生走向误诊的歧途。

肝肾功能急剧变化令人惊愕
动脉夹层部位不同表现各异

有一天路上，我遇见了肾内科的谢医生，我们边走边聊起一个奇怪的病例，谢医生说道："我们这里有位62岁的男性患者，因为腹泻伴尿频、尿急、尿痛3天入院。患者3天前日解水样便3次，伴有腹痛、腰痛、尿频、尿急、尿痛，但没有发热。患者最初在肠道门诊就诊，门诊医生予患者美洛西林钠舒巴坦钠针抗感染治疗2天后，患者腹泻好转，腰痛及尿频、尿急、尿痛无明显好转；后来患者到肾内科就诊，肾内科医生怀疑是急性肾盂肾炎，将患者收住入院。患者入院查体时显示生命体征平稳，心、肺听诊均无殊，腹部平软无压痛，左肾区有叩击痛，无其他阳性发现。"

我问道："患者以往有患过什么疾病吗？"

谢医生说道："他10年前曾行心脏瓣膜置换术，有高血压病8年。"

我说道："从患者的症状和体征看，似乎可以判断为肾盂肾炎，但是患者没有发热，这有点奇怪。有没有一些辅助检查支持诊断呢？"

谢医生说道："患者的尿常规中每高倍镜视野下白细胞1～3个，脓球阴性；泌尿系统超声显示双肾未见明显异常。两项检查均不支持肾盂肾炎的诊断。患者的检查结果显示白细胞 17.9×10⁹/L，中性粒细胞91.3%，淋巴细胞5.7%，超敏C-反应蛋白51 mg/L；因为患者在服用抗凝药物华法林钠，因此凝血酶原时间（PT）延长（41.5 s，国际标准化比值3.92）；生化检查结果显示肝功能异常（丙氨酸氨基转移酶61 U/L，天门冬氨酸氨基转移酶114 U/L）、肾功能异常（尿素13.37 mmol/L，肌酐204 μmol/L）。"

我问道："患者入院后病情演变情况如何？"

谢医生说道："患者入院后，用哌拉西林钠舒巴坦钠进行治疗，入院后几天体温正常，腹泻停止，但血压增高（163/75 mmHg），肝功能恶化速度很快；入院后第3天，患者的丙氨酸氨基转移酶为 4163 U/L、凝血酶原时间为51 s，我们立即把华法林钠给停了；入院后第4天，患者的检查结果显示丙氨酸氨基转移酶3917 U/L，天门冬氨酸氨基转移酶5448 U/L，心肌酶也明显异常（肌酸激酶326 U/L，肌酸激酶同工酶45 U/L，α-羟丁酸脱氢酶3053 U/L，乳酸脱氢酶8390 U/L）。我们考虑患者是急性肝衰竭，原因不明，联系感染科后将患者转科治疗。"

我皱起眉头说道："肝功能和心肌酶的变化如此快速，难以用病毒性肝炎或者药物性肝损来解释吧。"

谢医生说道："你还别说，患者病毒性肝炎检查示阴性，这就排除了病毒性肝炎，患者入院第5天，转到感染科后又复查了肝功能，各项指标都大幅度回落（丙氨酸氨基转移酶2234 U/L，天门冬氨酸氨基转移酶787 U/L，乳酸脱氢酶1435 U/L）。此外，PT恢复正常（14.5 s），D-二聚体14990.0 μg/L，N末端B型利钠肽前体 2860.00 pg/mL。"

我更疑惑了，问道："这些指标如同过山车般变化也太令人奇怪了，患者感腹胀、纳差，且短期内肝功能指标上升明显，PT明显延长，不排除急性肝衰竭，但急性严重肝损的原因是什么呢？患者起病有腹泻症状，不排除肠道细菌感染释放毒素造成肝功能损害，但患者没有发热症状，肠道感染证据不足；患者否认有长期肝损药物服用史，故药物性肝损亦不考虑；患者曾行心脏瓣膜置换术，现在其D-二聚体较前明显上升，不排除心脏血栓脱落或感染菌栓引起肝脏、肾脏血管栓塞后导致的肝功能、肾功能受损。因此要积极完善肝脏MRI、心脏超声和肾动脉血管CT检查。不知患者在感染科的后续治疗情况如何？"

谢医生提议："我们一起去问一下感染科的朱医生不就知道了。"于是我们又去了感染科。

感染科的朱医生说道："转到我科后患者反而出现发热，但以低热为主（37.5～38 ℃），伴腹胀、纳差，腰背部疼痛明显，无明显恶心、呕吐，无腹泻，无尿频、尿急、尿痛等不适。患者的血清乳酸为3.6 mmol/L，降钙素原为0.61 ng/mL。患者的超声检查显示脂肪肝，胆囊多发息肉样变，脾偏大伴多发不均质结节，右肾动脉阻力指数增高，右肾静脉血流通畅，左肾动、静脉显示差。患者的心超检查显示主动脉瓣位人工机械瓣置换术后，瓣口轻度反流；主动脉瘤样扩张；双心房增大，轻度三尖瓣反流；轻度肺动脉高压（估测肺动脉压43 mmHg）。最重要的是患者上腹部CT平扫＋增强扫描的检查结果，你们猜从结果中发现了什么？"

谢医生说："患者的左肾血管显示不清，看来腰痛不是因为什么肾盂肾炎，而是肾血管栓塞后引起的肾梗死所致。结合患者心脏瓣膜置换术和高血压的病史，只有2个原因，其一是血栓栓塞，但患者的心超检查结果中未发现瓣膜有赘生物，因此可能性不大；其二是主动脉夹层发生在腹主动脉，撕裂的血管将肾动脉的内膜一起损毁了，才导致左肾因为没有血液供应而出现梗死。"

朱医生说道："你真厉害！是的，从患者的CT中发现左肾动脉显示不清，左肾静脉缺损，双侧腰升静脉增粗；脾动脉管腔狭窄，脾梗死改变。追问患者病史后得知，其1周前在山上干活时曾突发心前区麻胀紧缩，伴意识丧失数分钟，自行苏醒后觉右下肢麻木不适，联系其儿子将其背下山。休息后患者症状可缓解，但继而出现腹泻等症状，于是患者来杭州治疗。现在诊断明确，是主动脉夹层（I型）伴肝、脾和左肾梗死，继发急性肝肾功能不全。我们立即请了血管外科会诊。"

我关心地问道:"后来患者结局如何?"

朱医生说道:"血管外科和心外科会诊后考虑为患者二次手术,手术风险极大,术后并发症多,费用昂贵,治疗期间随时有猝死可能,患者儿子及配偶今日要求自动出院,放弃治疗。"

谢医生感叹道:"现在明白了为什么患者的肝、肾功能变化会如此剧烈了。这是因为患者撕裂的主动脉影响到了肝脏动脉和肾动脉,导致急性的肝脏、肾脏缺血。肾脏缺血导致肌酐上升,肝脏缺血导致大量的肝细胞损伤和坏死,造成转氨酶大量释放入血。当夹层稳定后,血流恢复,肝脏细胞自我修复,转氨酶水平自然就下降了。"

感 悟

随着时间的推进,疾病的临床表现会发生变化。本患者最初的心前区紧缩感伴意识丧失可能就是主动脉夹层的早期症状,但由于患者本人未注意,首诊医生也未能重视,从而导致漏诊。后期发现患者的动脉损伤主要发生在腹主动脉,并引起了相应脏器的急性功能不全,还好检查及时,发现了问题所在。只可惜这种病本身就很危重,再加上就诊时间的延迟,治疗风险很大。所以同一种疾病由于其发生部位不同,临床表现千差万别,而主动脉夹层正是这样一种有多种表现的疾病,需要引起重视。

第二篇

要有独立的思维，不可人云亦云

无论你是刚入行的年轻医生，还是来自基层医疗机构的医生，都要养成独立自主的思维习惯，要学会质疑，勇于质疑。既不要随意相信所谓专家和权威的论断，也不可盲目跟从其他医院的诊断和治疗方案，而是要用自己的眼睛去发现，用自己的头脑去分析。正所谓："我可以怀疑一切，但绝不怀疑我怀疑。"当然，独立思维同时也是批判性思维，我们要通过有理有据地分析再得出结论，而不能凭空猜测。要做到这一点，不仅需要我们认真细致地观察病情，也需要我们具有扎实的理论基础。

病例15

行医多年，总会有很多故事在脑海中留存，其中最难忘的是我在刚刚行医时遇到的一例诊断过程非常曲折的病例。患者当时有在多家医院就诊的经历，就诊过程中集合了多种误诊因素，特别是在后期就诊时，仍有多位医生因迷信之前专家或权威的判断而错失了修正诊断的机会。从这个病例中，我们可以一窥临床思维的规律。

一错再错惰性思维患者性命垂危
抓住重点梳理疑难医生再造生机

那一年冬天，我还是个住院医师，周末值班时发现还有不少空床，等我查完房后回到值班室休息时，手机响了。

"喂，是呼吸科吗？有没有床位？"

"有，请问是什么样的患者？"

"哦，是位心脏病患者，但是心内科没有床位了，患者现在两侧都有大量胸腔积液，要么先放在你们这里处理一下吧。"

"好吧，请收58床。"

挂断电话后，我下意识地感觉到这位患者的病情可能不简单，有双侧胸腔积液，那么心功能肯定好不了。过了大约半小时，我见到了这位患者。患者是位52岁的男性，我看见他的第一眼就感觉他病得不轻，晦暗的面容表明他已患病多年，走几步就要停下来歇息说明他的心肺功能都很差了。当他给我那一本厚厚的写满记录的病历本时，我感觉一个巨大的挑战就要来了，我既兴奋又紧张，边问患者病情边看病历本上的记录。

询问患者病史，多家医院均以限制性心肌病诊治

4年前患者出现两侧脚踝水肿，由于水肿会自行消退，所以当时没有重视。3年前患者出现活动后呼吸困难、胸闷，至省级医院就诊，胸片显示右侧中量胸腔积液，于是行胸腔穿刺抽液，胸水化验显示是漏出液；心超显示左房、右房增大，医生当时考虑是心功能不全，给患者用了些利尿剂后患者症状好转；患者之后复查发现胸水已吸收，于是就出院了。2个月后患者出现心悸、胸闷，再度就诊这家医院，心电图显示房扑合并快速心室率，医生考虑是预激综合征，于是给患者做了射频消融术，同时顺便做了心肌的活检术，之后诊断为限制性心肌病。没想到仅仅维持了不到1个月，这位患者再次出现房颤，而且房颤再也没有消失过。心内科医生无奈地说只能用药物控制了，于是患者长期服用地高辛和呋塞米（速尿）治疗。2年前患者又出现了腹胀、脚肿的情况，腹部B超显示肝脾肿大、腹水，于是患者被诊断为淤血性肝硬化。为了治好病，患者又到当地另外两家大医院就诊，重复做过心超，但结论是一样的，多位专家给他下了终审的判决书——限制性心肌病。患者终于认命了，虽然他不知道什么是限制性心肌病，但他听说这是目前治愈不了的疾病，除非做心脏移植。由于长期受疾病折磨，患者已停止工作，只能在家中休息。

3个月前患者的腹胀和呼吸困难越来越严重，咳嗽非常频繁，晚上会有一阵阵呼吸困难，根本无法平卧，只能坐着睡觉。近1周患者又发现双下肢明显肿胀，体重在2周内增加近6 kg。看来药物治疗没什么效果了，于是患者只好再来医院治疗。

体格检查发现疑问，最终判定为误诊，以缩窄性心包炎治愈

看着这个被疾病折磨的人，我的心中充满同情，同时也充满疑惑：什么是限制性心肌病？凭什么就判断是这种病？有没有可能是误诊了呢？带着这些疑问，我对患者进行了体检，发现他颈静脉怒张，即使是坐着，两侧颈静脉也是

如此清晰，而且患者全身都浮肿着，连胸壁上的血管也能看得到。接着我拿起了听诊器放在患者的心脏前，突然我觉得好像有哪里不对劲，哪里不对呢？患者的心率的确很快，但心音很弱，心脏的搏动也不明显。再看看患者今天才拍的胸片，心脏大小基本正常，但双侧肺纹理明显增粗。再摸摸患者的脉搏，呈特征性的时强时弱的搏动感。

"原来如此！前面误诊了！"我的小心脏瞬间剧烈地跳动起来，并不是什么限制性心肌病。虽然以前我从来没有遇到过也没有听说过这种病，但如果是心肌病，至少心音还是清晰的，患者得的应该是心包疾病，最可能的是缩窄性心包炎。教科书上说缩窄性心包炎患者的心包都有钙化，但这位患者的胸片上无这样的表现，那么我要如何证实是缩窄性心包炎呢？心脏彩超当然是最好的方式，可惜周末没有医生做这项检查，那么能不能做一下胸部CT看看心包呢？好！想到就立即去做，毕竟患者病得不轻，于是我立即联系CT室让患者行胸部CT检查。等患者做好后我从电脑上调出影像，是的！在CT上清晰地看到了心包均匀地增厚却不见一丝钙化迹象。原来的确存在心包没有钙化的缩窄性心包炎，所以心包是否钙化已经不能作为诊断缩窄性心包炎的依据了。接下来两三天我帮助患者联系心脏彩超，还陪他一同去做检查，在与超声科医生充分沟通后，我们仔细地对患者的心包进行探查，结果也证实患者的确存在心包肥厚，但是厚度不到1 cm。

之后我又联系心外科为患者做了手术，术中证实是心包炎，术后患者经历了一次大呕血，可能是由于长期肝脏淤血造成食道胃底静脉曲张以及术后的应激反应吧。不过幸运的是他挺了过来，并且开始了健康的生活。

缩窄性心包炎与限制性心肌病的区别，以及案例带来的经验与教训

我曾经与好友小黄分享过这个病例，小黄也是个对疑难杂症充满好奇心的人，他曾问我："你以前遇到过缩窄性心包炎的患者吗？为什么你敢于推翻那几家大医院的心内科专家们的说法呢？"

我答道："我从未诊断过缩窄性心包炎，但我曾经在专业杂志上看到过类似的病例报道，当时给我留下了深刻的印象。那是一个与本病例极其相似的病例，是被误诊为肝硬化的缩窄性心包炎。本患者在病程的中后期也有肝硬化的表现，所以让我想起了这个病例。至于敢于推翻专家的意见，是因为我本着实事求是的想法和态度，不盲从、不轻信别人的说法，重视证据和合理的假说。这个病例告诉我们，患者的病情发展到如此严重的地步，是与我们不少医生的惰性思维有着密切关系的，在第一家大医院下了限制性心肌病这个诊断之后，后面的医生可能仅仅因为前面是权威专家的观点就草率地跟从了。"

小黄又问道："为什么以前那么多次心超检查都没发现心包肥厚呢？"

我答道："这是本病例带给我们的第二个惨痛教训。过分依赖辅助检查是不少医生的通病，许多临床医生不会操作检查仪器，不会解读报告，而超声科医生又不了解患者的情况，只能机械地进行检查，结果造成了双方信息交流不畅。当时我陪同这位患者做心超，发现他由于呼吸困难，难以长期保持卧位，我们在做检查的过程中有好几次让患者坐起来休息或者调整姿势，花了比平常多几倍的时间。只有这样的耐心和细心，才终于让我们发现了问题所在。当时心超的具体报告如下：双心房增大（右房横径4.9 cm，左房横径3.8 cm），两心室腔无增大；二尖瓣细，前叶双峰，后叶逆向，室间隔不厚，与左室后壁运动逆向，未见室壁节段性运动异常；心包层明显增厚，脏层厚约0.6 cm，壁层厚约0.6 cm，心包腔内少许液性暗区；心室腔中下段明显舒张受限，EF 50%。"

小黄说："双心房增大，好像限制性心肌病也会出现双心房增大，这两种疾病也有些相似的地方。"

我说："没错，两者的心超表现有一些共同点，所以教科书中也常常拿这两种疾病做比较。有些疑难病例的诊断，甚至要通过做心导管术测心房压力和心室压力才能明确。不过呢，我们仍然可以从心超结果中发现不同点，这主要是由两种疾病的病理生理机制不同造成的。"

小黄急促地问道："是吗？快说说看。"

我说："你看，这缩窄性心包炎有个特点，我们知道心包以房室沟为界，通常只包绕心室腔，而心房部分的外围是没有心包的或者心包不明显，因此当缩窄性心包炎发生时，增厚的心包主要限制了心室的活动，对心房基本没有影响。无论心室收缩还是舒张，心室内的压力都会传导到心房。我们知道心房壁是较薄的，所以压力传导过来后心房就会扩大，这就可以解释双心房增大。当然限制性心肌病也会出现双心房扩大，但此时心室肌是增厚的，所以心肌病变导致了心脏舒张功能障碍。在患者的多次心超结果中均没有发现心肌增厚，因此不符合限制性心肌病。"

小黄若有所思地说："原来如此。不过心肌病的患者也会出现肝脏和脾脏增大，毕竟后期也会有心功能不全的发生，你又如何进行鉴别呢？"

我笑道："请看这个病例的B超报告，肝脾肿大，肝中静脉扩张，腹腔少量积液。你发现什么问题了吗？"

小黄眨了眨眼："咦，肝中静脉扩张，这是什么情况？"

我说道："这肝中静脉正是鉴别这两种疾病的关键所在。其实一位优秀的医生在遇到一种疑难病时，不会放过任何一个疑点。或者说当这些化验和检查结果摆在你面前时，你要能敏锐地觉察到病魔已经在向你眨眼睛了。肝中静脉扩张只会出现在缩窄性心包炎中，因为肝中静脉进入下腔静脉的位置正好处于膈肌下，当发生缩窄性心包炎时，这个位置被缩窄的心包压迫，使得肝中静脉回流不畅导致其管腔在早期发生扩张。"

小黄好像想起了什么，问道："你说过当时诊断限制性心肌病是做了介入治疗并做了心肌活检，我们不是说病理是金标准吗？"

我也一脸困惑，说道："是的，这也是最令我困惑的地方。想想堂堂省级大医院，总不会在这个地方摔跟头吧。但是患者始终没能提供给我之前病理检查的图片和报告，我也不知所谓的病理是怎样的。但是'病理是金标准'是相对的，与取材的部位及病理科医生的水平有密切关系，所以当我们遇到疑难病时，一定要了解患者病理检查的具体报告，而且如果临床医生对病理知识了解甚少，有时也会误读病理报告。"

感　悟

　　同样的疾病遇到不同的医生可能会有不同的诊断结果，所以医者仁心且责任重大，诊断时要慎之又慎。现在有些心内科医生过分专注于介入治疗，有点医匠的味道，却缺乏对临床基本知识的全面掌握和对基本技能的培养，这是不利于医生全面发展的。此外，年轻医生不要盲目迷信专家和权威的论断，要有自己的独立思维，要勇于突破思维的桎梏，在诊断疑难重症病例时要学会独立思考并查阅相关文献资料，这样才能更好更快地成长。

病例16

在大多数情况下，当医生询问患者病史的时候，患者是会如实相告的，但是在极少数涉及个人隐私的情况下，有些患者会选择性地回避或者用欺骗的方式回应。如同老话"尽信书，不如无书"一样，盲目地相信患者的口述会将我们带入歧途。一位好的医生要在积累了丰富的知识和经验的基础之上，用"火眼金睛"来识别患者话语里的真假，并依靠客观证据明确诊断。

腰腿疼痛未必椎间盘突出
尿路感染怕是赖特综合征

腰及下肢疼痛，初诊为腰椎间盘突出症

过了一个周末又来了一些新患者，今天研究生小李和我一起查房，他向我介绍了昨天从疼痛科转来的一位患者："男性，27岁，因腰及右下肢疼痛10余天入我院疼痛科。患者10余天前于无明显诱因下出现腰及右下肢酸痛，表现为右下肢用力时发作性针钻样疼痛，晨轻暮重，每次发作1～3秒钟后缓解。患者于当地医院就诊，查腰椎CT提示L3/4、L4/5椎间盘膨出，针灸、超声波治疗后症状无明显好转，遂于我院就诊，门诊拟以腰椎间盘突出症收入院。"

我问道："那为什么转到我们呼吸科呢？"

小李说道："患者在住院期间有发热，胸部CT显示两肺斑片状阴影，疼痛科医生考虑是肺炎，所以将患者转到我们科。"接着小李压低了声音，对我神秘兮兮地说道："疼痛科在病历上写了'外生殖器疣10余天'，所以接触的时候要小心。"

我好奇道："患者有没有在外面拈花惹草呀？不然怎么会有生殖器疣呢？"

小李说："我偷偷问过了，但他坚决否认了。"

我听完也没在意，又看了看患者的检查报告，胸部CT显示两下肺多发斑片影，血C-反应蛋白增高，诊断为肺炎没有问题，抗感染治疗的方案也合理，所以我没做什么调整就离开了。到了下午，护士打电话说患者腰痛很剧烈，正当班的我于是就到患者病床边详细了解情况。

患者说1个多月前曾游过泳，3周前出现过无菌性尿道炎，尿道口有脓性分泌物但分泌物培养结果均为阴性，青霉素治疗3天和头孢菌素口服10天后，尿道炎的症状已好转。10天前患者出现右髋部和右膝关节疼痛，且有种僵硬的感觉，疼痛愈发严重，以至于后来只能在床上休息，翻身及弯腰时疼痛难忍，曾用过10天的塞来昔布胶囊（西乐葆），但疼痛无改善。除此之外，患者还有眼睛轻微痛痒等症状，患者自以为是游泳所致。

经细致查体，对诊断产生怀疑

我见病历中诊断为腰椎间盘突出症，于是为患者做了一下体格检查，发现患者腰椎活动受限，腰4/5、腰5/骶1有可疑压痛和叩痛，右侧髂腰角有压痛，坐骨神经出口处无压痛，梨状肌下孔无压痛；右侧直腿抬高试验阴性，双下肢屈髋屈膝试验阴性，右膝关节无压痛，但肌腱处压痛明显；双下肢感觉、肌力正常，膝反射及跟腱反射正常存在。做完这套检查后，我开始对以腰椎间盘突出症来解释患者如此严重的症状产生了怀疑。

接着我又查看了一下患者的化验结果。外周血白细胞$9.4×10^9$/L，中性粒细胞77.8%，淋巴细胞13.5%，血红蛋白121 g/L，超敏C-反应蛋白56 mg/L；免疫球蛋白、补体及男性肿瘤标志物五项均正常；降钙素原0.11 ng/mL（正常参考值0～0.5 ng/mL）；抗核抗体和血管炎抗体均正常；尿道口分泌物检查显示人类乳头瘤病毒（HPV）6、11、16、18型DNA和单纯疱疹病毒Ⅱ型DNA均为阴性。腰椎MRI平扫显示腰4/5椎间盘变性伴膨出。骶髂关节MRI显示右侧骶髂关节关节面模糊，局部见短T_1长T_2信号影，骨质无吸收、破坏，右侧髂腰肌后缘处可见条片状长T_2信号改变。

看完化验单后，我思索片刻，对小李说："明天给患者查一下HLA-B27，还有如果晚上患者疼痛明显，临时给予消炎痛栓肛塞对症处理。"

第二天一早，小李见到我后兴奋地告诉我："患者昨天右腰痛明显，又伴有低热，因此我给予患者消炎痛栓肛塞，没想到患者不仅体温正常了，腰痛也好多了，今天一早还能下地走路了。"听完小李的话，我心中对于诊断更加自信了，但我不慌不忙地说："别急，等血液化验结果出来再听我详细分析。"

一项检测证实反应性关节炎

下午小李兴奋地问我："HLA-B27检测为阳性，现在能告诉我你对患者的诊断是什么了吧？"

我笑道："看你急的，我的诊断是反应性关节炎，以前称之为赖特综合征（Reiter's syndrome，RS），最初是由赖特提出的，他在1916年描述了一例骑兵军官出现了关节炎、尿道炎和结膜炎三联征。本病的诊断标准有以下5点。①有不洁性交史或者痢疾史；②尿道炎或者宫颈炎；③眼炎（结膜炎或者虹膜炎）；④皮肤黏膜病变（龟头炎或者溃疡）；⑤以下肢为主的非对称性寡关节炎。回头对照一下这位患者的情况，基本上符合。"

小李问："但这位患者否认有冶游史呀！另外，为什么要等HLA-B27的结果出来再分析，这个结果呈阳性又意味着什么呢？"

我说道："这种综合征并不常见，有过不洁性交史的人是不少，但就算是我们三甲医院，每年诊断的赖特综合征也不过2～3例，其原因是本病和患者基因的多态性有关。不知道你有没有发现患者的症状和影像学改变与强直性脊柱炎有些相似，而强直性脊柱炎患者的HLA-B27检测多为阳性。我国正常人的HLA-B27检测的阳性率为6%～8%，但反应性关节炎患者则高达75%～95%。检测HLA-B27的意义在于当没有出现典型三联征时，它也可以作为一种鉴别手段，如果是阴性的我就要排除这种病了。"

小李问道："患者入院时的诊断为腰椎间盘突出症，而且腰椎MRI也支持诊断。你又不是骨科或疼痛科医生，为什么敢于推翻前面医生的诊断呢？"

我笑道："现在分科过细，很多医生的临床思维严重受到自身专科的束缚，虽然我是呼吸科医生，但我长期以来一直坚持'一元论'的思维方式并从中受益。从朴素唯物主义观点看问题，事物总是相互联系的，因此如果遇到的患者在某一时间段内同时或者接连出现不同部位的症状，要首先想到能不能用一种疾病来解释。另外不要轻信其他医生的判断，患者的腰椎MRI显示仅有轻度的椎间盘膨出，怎么会下肢疼痛如此严重？而且直腿抬高试验阴性也不支持腰椎间盘突出症。我亲自为患者体检时，发现患者的膝关节肌腱处压痛明显，不符合我们常见的关节炎症状，所以昨天晚上我查阅了相关书籍，文献中说局部肌腱端病是RS独特的关节病变。另外患者关节炎症状的特点是单发的、非游走性的，这和系统性疾病关节炎症状的特点也有很大不同。"

小李问道："我对患者骶髂关节MRI中的'右侧髂腰肌后缘处可见条片状长T_2信号改变'不太懂，能解释一下吗？"

我答道："骨科医生告诉我，这个检查结果其实是强直性脊柱炎独特的影像学特点，即非对称性椎旁'逗号样'骨化，而RS和强直性脊柱炎有很强的相似性，因此这也是诊断RS的依据之一。另外再告诉你，由于冶游史是一个敏感问题，所以多数患者怕病史泄露对家庭和个人名誉造成影响，常常会选择否认。所以有时也不要急于下结论，而是要等得到充分的客观证据后再与患者沟通，这时候患者可能会告诉你不一样的答案。当然还要注意沟通的方式，尽量与患者单独相处，并尽可能为患者保密。我是选择了一个患者家属不在场的时间段和患者交谈的，他承认1个月前有过冶游史。"

小李说："其实楚院长上课时也曾经提起过这种疾病，但是我从来没碰到过，今天能够诊断出第一例，让我对这种病又有了更深的认识。今天我还学习到了如何询问患者病史以及如何判别病史的可靠性，真是受益匪浅。"

我说道："患者是最好的老师，书本的东西看了再多遍，如果从未遇到过典型患者，印象也不会深刻。不过反过来说，如果没有一定的知识积累，平时疏于业务学习，像如此典型的患者即使出现在眼前也会错过。因此，理论学习和临床实践一定要形成良性互动，这样才能提高我们的临床水平。"

感　悟

> 　　老话说得好，"书到用时方恨少"。作为医生，要活到老学到老，只有不断地学习新知识，才不会在面对疑难杂症时束手无策。另外这个病例很特殊，特殊在患者一开始坚决否认冶游史。因为冶游史的特殊性，在我们怀疑患者患有与之有关的疾病时，除了要巧妙地与患者沟通，确保其隐私不外泄，更重要的是要依赖可靠的检查结果来客观地做出诊断。

病例 17

我们有时会发现一些医生在查房时喜欢夸夸其谈，在一位患者身上可以讲出少则三四种多则十余种的疾病，有些人觉得这是博学的表现，但我认为这首先是缺乏效率的表现，其次也反映出这些医生没有抓住本质，而且还缺乏一些基本的统计学方面的知识，所以我说优秀的医生一定是知识全面的医生。下面这个病例真说不上是疑难病，但我们也能从中吸取一些教训，并了解一下概率论在临床医学中的应用。

胸闷未必都是冠心病
治疗无效注重概率论

看似冠心病，实为支气管哮喘

每年冬天一到，天气转凉，内科就会增加不少住院患者，大家虽然都很忙碌，但查房还是要一丝不苟地进行。今天我们来到一位女性患者的病床前，蔡医生给我介绍患者病史："患者今年57岁，主诉反复胸闷2年，就诊过多家医院，查动态心电图显示频发室性早搏。目前我们诊断为冠心病，予患者酒石酸美托洛尔（倍他乐克）、阿司匹林、盐酸曲美他嗪（万爽力）等药物治疗，但是患者症状似乎改善不明显。"

哦，一位57岁的女性以胸闷为主要表现，就被戴上了冠心病的"帽子"，这到底对不对呢？我还是自己问一问病史吧，也许能问出不同的东西。

我问患者："你的胸闷是怎样的？能描述一下吗？"

她答："我就是感觉有东西压在胸口，持续半小时左右又会慢慢好起来，发作时头部冒汗。"

我问："那你这种情况有没有规律？比如说多久会出现一次这样的情况？

或者说一天会有几次这样的不适?"

她答:"这种情况我也讲不清楚,没什么规律,好像和心情有关,但是间歇性的,就是一阵子一阵子的。"

我问:"那你有没有气急呢?"

她答:"好像不明显,没有感觉气急。"

我问:"你走楼梯会气急吗?或者说从1楼走到3楼、4楼要不要休息?"

她答:"那倒是要休息,是有点累的感觉。"

我问:"你前面吃这些心脏病的药时感觉症状有没有好些呢?"

她答:"感觉没什么变化。"

接下来我开始翻阅她的化验单,看到在2012年和2013年的两次血常规单上患者的嗜酸性粒细胞指标分别是10.1%和8.3%,而胸部CT是正常的,我觉得患者可能不是患有冠心病那么简单,我又查看了她入院后的血常规,嗜酸性粒细胞比例又是高达7.7%。于是我用便携式肺功能仪给她做了一下肺功能检查,结果第1秒用力呼气容积(FEV$_1$)为1.48 L,占预计值的57%,用力肺活量(FVC)为2.16 L,占预计值68%,FEV$_1$/FVC为68%,符合中重度阻塞性通气功能障碍。我又给她做了一下支气管舒张试验,FEV$_1$在用药后为1.68 L,支气管舒张试验呈阳性。结合临床表现,我诊断为支气管哮喘。我建议她停用之前的心脏病药,改用哮喘药进行治疗。

从胸闷谈概率论与疾病诊断

蔡医生问:"你是怎么考虑到这位患者可能是哮喘的呢?"

我说道:"先让我问你一个问题,你认为一位50多岁伴有胸闷不适症状的女性有多大可能性患有冠心病?"

蔡医生:"这个我还真不知道,好像我们的教科书里也没有提到啊!有胸闷伴有心电图变化我们通常都会当作冠心病。"

我说道:"先不要从病理生理学角度看这个问题,我今天想换个角度来探讨我们的诊断，谈谈概率论在临床实践中的应用。这个话题其实很重要，对我们的临床决策很有用处。的确国内的教科书里很少提到这方面的内容，而国外著名的《Braunwald 心脏病学（第 7 版）》里则提到了根据年龄、性别和症状来判断患冠心病的可能性。30～39 岁的患者，如果不是心绞痛样的胸痛，患冠心病的可能性非常小，男性约 4%，女性也只有 2%；即使是典型的心绞痛，这个年龄段的女性也只有 26% 的概率患冠心病，而男性患病概率却高达 76%。"

蔡医生关切地问道："那在 50～59 岁这个年龄段的女性患冠心病的概率是多少？"

我答道："如果有典型心绞痛的症状，女性患病概率有 73%；如果有非典型心绞痛的症状，则患病概率会下降至 31%；而如果不是心绞痛样的胸痛的话，就只有 7% 的概率患病了。"

蔡医生说："只是我们医院有很多检查都做不了，患者有状况时不用药不行啊！"

我答："你说的情况我理解，但是对我们医生来说，了解一点概率论以及统计学方面的知识也是必要的。比如说我们以前就有位 50 多岁的男性患者，出现胸痛多日，但为持续性针刺样疼痛，首诊医生没有为患者认真体检就下了个冠心病的诊断，治疗后患者症状并没有缓解，后来的两位医生又按着首诊医生的思路继续用药，直到最后患者到其他医院看病时，才发现是患了带状疱疹，而不是冠心病。"

蔡医生说："那是因为那几位医生为患者体检时不认真，好像与概率论没有关系啊。"

我答："其实是有关系的，因为根据概率论，这种非心绞痛样的胸痛在这个年龄段的男性中只有 20% 的概率会是冠心病。所以我认为在这种情况下，医生要开阔思路考虑其他疾病。在临床工作中我们应该根据患者的病史、体征和化验结果来综合考虑，利用概率论来分析患者患某种疾病的可能性。"

感　悟

统计学是很多临床医生的短板，而这块短板也成为我们在准确诊断疾病过程中的"拦路虎"，需要引起我们的重视。正确的临床思维一定是建立在对疾病的临床表现以及对各种实验室和辅助检查有充分认识的基础上的，比如我们要知道某种症状发生的概率是多少，某项检查的敏感性和特异性是多少。只有建立这样的认识，才能提高分析问题的能力。

病例18

疾病在不同的人身上的表现各有不同，因此我们不仅要了解疾病的不典型表现，而且要从病理生理的角度把握这些表现。当然在临床工作中，基本功也很重要，有时候通过认真查体就能诊断所谓的疑难病。下面这个病例就是最好的代表。

肺部渗出"大万能"束手无策
心力衰竭细查体一针见血

肺部渗出迟迟不吸收，原因何在？

内科医生每天的任务之一就是查房，有的人是做一天和尚撞一天钟，貌似也看看化验单听听诊，东扯西扯天高海阔，却解决不了患者的问题，一天两天还可以，时间长了连患者也会对医生的能力和水平产生怀疑，然后就"用脚投票"了。

这一天查完房后，程医生坐在对面和我聊了起来："今天来了一位怪患者，在某省级大医院看了3周还没看好，CT片显示肺部渗出影没有变化，现在到我这里来了，你要不也参谋参谋。"

一听到疑难病我就来了劲，忙问："快说说病史，把他的CT给我看一下。"

程医生说："这位患者在1个月前出现发热，当时医生先考虑是上呼吸道感染，给患者输抗生素，两三天后体温降下来了，但是患者出现咯血、气急。患者到省级医院做了CT，发现两肺弥漫渗出，当时医生诊断为重症肺炎，立即将患者收入院。入院后省级医院医生就给患者用上了亚胺培西司他宁钠（泰能），治疗1周后复查CT发现病灶没有丝毫改善，于是他们考虑会不会有革兰氏阳性菌感染的可能，就加用了万古霉素。本想着两种广谱抗生素下去，病灶总该给点面子吧，没想到再过1周复查CT发现肺部渗出影还是没什么改变。这下估计他们也慌了神了，于是又用上氟康唑注射液（大扶康）。也就是通常所说的覆盖大多数致病菌的'大万能'（大扶康、万古霉素、泰能）都用上了。患者自觉症状没有明显改善，每天还要花好几千元，这可不干了，干脆换了家医院。"

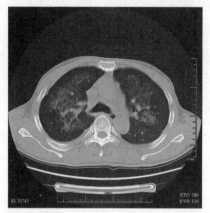

图1　胸部CT肺窗显示两肺内中带低密度渗出影，而外带未累及

我说："看来故事还是有些曲折的嘛，你有什么发现吗？"

程医生说道："从连续3次的胸部CT上看，患者的肺部渗出都有一个共同的特点，就是渗出集中在内中带，而胸膜下没有受到影响（图1）。从临床上看，这位患者住院以后体温就正常了，CRP也下降到基本正常的水平，应该说没有明显的感染迹象，所以我觉得不是感染。"

仔细体检发现问题

我好奇地问："那你认为是什么疾病呢？"

程医生说："我在查体的时候发现患者的肺部听诊没有湿啰音，但是当我把听诊器放在患者胸口时，我突然发现一个问题，患者的心脏杂音非常明显，是全收缩期的杂音，有点类似火车开动时发出的声音。综合患者的病史、体征，我考虑患者存在心功能不全。"

我拿起胸部CT一看，如果在脑中立体构建出胸片影像，可以发现这就是我们常说的蝶翼征，也就是充血性心力衰竭的影像学表现。但我心中有疑问，以前所接诊的充血性心力衰竭患者通常有明显的呼吸困难，特别是夜间呼吸困难，这位患者难道没有吗？

程医生看出了我的困惑，说道："是啊，一位影像学表现如此严重的患者，呼吸困难的症状又如何呢？我详细询问了患者的病史，了解到病初时患者曾有咯血以及夜间高枕卧位，还有活动后呼吸困难，从这些表现看，我觉得患者还是有心功能不全的表现的。但是遗憾的是，之前的医生可能将患者的表现当作重症肺炎呼吸衰竭来对待了，后来患者可以平卧甚至可以活动及上下楼梯，只有做重体力活时才感到吃力，所以之前的医生就完全没有考虑心功能不全。"

我叹道："原来如此，为什么这位患者的心衰如此不明显呢？"

程医生说道："我想可能是这位患者以前体质一直都很好，平时就是从事重体力劳动的人，耐受力相当好，所以在急性期之后患者会有一个缓解阶段，这时患者的症状就相对不明显了。我给患者开了心超检查，过几天就可以验证一下我的想法了。"

几天后心超结果出来了，报告提示重度二尖瓣反流，肺动脉压明显增高，达到88 mmHg。再追问患者病史，得知其在发病前1周曾有一次重物捶击心前区的情况，后来只能猜测是不是这次重击引发了腱索断裂。

感 悟

在医疗技术日新月异的今天，我们仍需要强调体格检查这一基本功。一种并不复杂的疾病却使用了过多的广谱抗生素来治疗，不仅没有缓解患者的病情，反而增加了患者的费用，同时还可能导致耐药菌的泛滥。我还听说过这么一个病例，一位进行肾移植的患者术后出现发热，体温持续不退，也是"大万能"的覆盖，后来考虑真菌感染可能性较大，于是把目前所有能用来抗真菌的药都用过了一轮，结果患者还是没有好转，最后医生跟患者说没救了，回去等死吧。后来患者又去了当地的一家社区医院，当地的医生认真体检后发现患者左上腹有压痛，应用黑白B超发现有膈下脓肿，行穿刺后培养细菌，医生根据药敏治疗后患者竟然痊愈了。

病例19

我们常说"病理是诊断的金标准",但我们有没有想过,其实因病理而误诊的病例也不少,所以病理这个金标准也是要小心使用的。我个人觉得获取病理标本的方式、标本的大小以及医生的诊断水平都与疾病的诊断密不可分。下面这个故事就是一位曾被判了"死刑",最后又被诊断为良性疾病的患者的一场生死经历。

金标准诊断肺癌历经生死磨难
好医生拨开迷雾才知天地开阔

病理确诊是肺癌,影像变化露端倪

有一天,外科的小李找到我说,他的一位亲戚得了种怪病,在上海的大医院也没看好,想找我们看一看。我说先说说病史吧。

他的亲戚是位60多岁的男性,3个月前的一次体检中胸部CT显示左肺斑片影(图1),于是就到当地中心医院行纤支镜刷检,找到了异型细胞,当地中心医院诊断为肺癌;之后患者不放心,又转诊到上海某三甲医院行痰涂片,

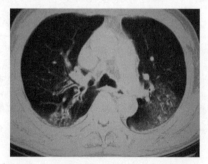

图1　2009年6月28日患者化疗前胸部CT肺窗显示两肺斑片影

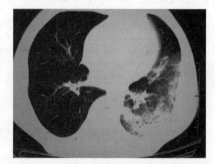

图2　2009年7月22日患者化疗后复查胸部CT,右侧病灶消失,左侧病灶扩大

又找到了异型细胞，于是肺癌的诊断应该就顺理成章了吧。患者接受了奥沙利铂＋紫杉醇化疗1次，过程还算顺利，患者无不适。但经过化疗，患者右侧病灶吸收，左侧病灶却有所扩大（图2）。

听到这里，我问："这是确诊了吗？两家大医院也都有病理结果，还有什么问题呢？"

小李叹了口气说道："我当时也是这么想的，病理可是金标准，那可是板上钉钉的事。可是昨天患者出现发热、咳嗽，所以又做了一次胸部CT，结果发现了奇怪的事情。之前左侧的团块是消了下去，但是右侧却出现软组织影（图3），这算化疗失败吗？"

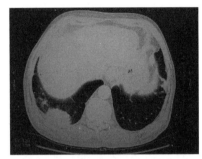

图3 2009年8月22日患者来我院复查胸部CT显示左侧病灶明显吸收，但右侧病灶再次出现实变影

"什么，有这种事！"我几乎要喊出来，"快让我看看患者和片子。"

出现在我面前的是一位焦虑的患者，在这3个月里患者的体重减轻了5 kg，不仅是因为他担心自己的病，化疗也使他的食欲下降。我检查了一下他的身体，体温37.8 ℃，血压120/70 mmHg，呼吸20次/分，浅表淋巴结无肿大，右下肺呼吸音低，可闻及少许湿啰音。我又看了一下他前一天的化验单，CRP 142 mg/L，血沉36 mm/h。我认真看了一下患者的胸部CT后，对小李说："你这位亲戚得的不是肺癌。"

小李也很吃惊："为什么？难道是前面诊断错误啦？"

我拿出片子说："你看，患者的胸部CT有几个特点。首先，病灶具有游走性，前面这一张还是左下肺大片实变影，相隔也就1个月，后面这一张显示左侧病灶明显吸收，但右侧病灶却出现了；其次，片子上的病灶不止1处，两侧都有，有多发性的特点；最后，病灶在纵隔窗比肺窗要小，说明渗出的部分比例大。通常肺癌很少有这样的表现，我看患者要住院好好查一下。"

于是我们安排患者住院，查了血气后发现患者有低氧血症。由于对前面的诊断存有疑问，我们建议患者行经皮肺穿刺活检，病理报告显示肺泡内有多个成纤维细胞栓，肺泡壁增厚，内见灶性泡沫细胞反应，于是我们诊断为隐源性机化性肺炎，给予患者甲泼尼龙琥珀酸钠针（甲强龙）治疗，1周后让患者改服醋酸泼尼松片（强的松）治疗，病灶有明显吸收。

临床病理多沟通，组织获取最关键

再次见到小李时，他一方面对我们表示感谢，另一方面也很困惑为什么之前两次病理检查都找到了异型细胞，问题出在哪呢？

我说："病理虽说是金标准，但其准确性其实依赖于所获取组织的类型、大小和获取方式，通常而言大块组织要比小块组织好，穿刺获取组织条要比刷检好。我个人觉得患者之前之所以出现这样的问题，其实是临床医生与病理科医生沟通不畅造成的。临床医生对病理不了解，所以过分依赖病理报告；而病理科医生也很少直接到病床前了解患者病史，通常只是根据临床医生给的病理申请单上的初步判断得出有倾向性的诊断。我们也发现机化性肺炎这种病的刷检报告有时就是显示是异型细胞，可能是新生的气道黏膜上皮细胞脱落造成的，由于这些细胞并没有完全分化成熟，其细胞核增大，所以病理科医生会给出'异型细胞'的结论。所以对于这种病的病理检查，我们建议采用穿刺的方式来获取组织条，这样比较好。"

小李说："原来如此，真是谢谢你们了，也让我长见识了。"

感　悟

对于外院诊断和治疗过的患者，包括有金标准病理结果的病例，如果遇到患者的临床表现有不符合原诊断的情况，我们仍要持怀疑的态度，并寻求更多的证据。任何检查都有局限性，包括被奉为金标准的病理结果，所谓"尽信书，不如无书"，道理是一样的。

第三篇

别让假象蒙住双眼

疾病总是会以多种面目出现，有时甚至连病理结果都可能会骗人，而且一时治疗的"似乎好转"更容易让人麻痹大意并放松警惕。因此，我们应当从临床表现的蛛丝马迹中寻找疑点，密切监测患者的病情变化，必要时采用更先进的诊断方法找出病变部位。总之，别让疾病的假象蒙住双眼。

病例20

　　每位医生都会经历误诊，即使是身经百战的专家，毕竟我们的知识和经验都是有限的。要想尽可能地减少或者避免误诊，必须依靠正确的临床思维和严格的流程管理。接下来的故事来源于我们误诊的一个病例，希望大家也能从中吸取教训。

机化性肺炎治疗无效陷入困境
深静脉血栓进展迅速确诊已晚

以机化性肺炎治疗，陷入困境

　　这些天我看到小赵愁眉苦脸，整天唉声叹气，我关心地问她："最近怎么啦？是家里还是工作上出什么事了吗？"

　　小赵答道："别提了，最近有一位患者家属在病房里发脾气，说我们误诊了，还说要去告我们。其实我们早就建议过患者要做一些检查，但患者不愿意做。现在患者和家属却都否认我们提过建议，说我们没和她们讲过，你说郁闷不？"

　　我的好奇心又上来了，我说道："那你说说看患者是什么情况，我来做一回仲裁者。"

　　小赵说道："患者是位48岁的女性，在这次入院前1年被诊断为类风湿性关节炎，口服甲氨蝶呤片、硫酸羟氯喹片、甲泼尼龙片、雷公藤多甙片等药物。在这次入院前20余天，患者出现咳嗽、咯痰，表现为阵发性咳嗽、晨起咳黄白色黏稠痰，无畏寒、发热、咯血、胸闷、胸痛等不适，其体格检查没有什么特殊发现。患者的胸部CT显示右肺中叶及左下肺斑片状实变影（图1），纵隔多发肿大淋巴结影；血气分析显示酸碱度7.424，二氧化碳分压41 mmHg，氧分压 77.5 mmHg，实际碳酸氢根 26.3 mmol/L；血白细胞 9.3×10^9/L，中性粒细胞 76.5%，淋巴细胞 11.8%，超敏 C-反应蛋白 9 mg/L；凝血功能正常，血沉 46 mm/h，结核抗体阴性，自身抗体阴性，抗环瓜氨酸肽抗体 191.2 μg/L（正常参考值 0~5 μg/L），癌胚抗原和甲胎蛋白正常；上腹部及泌尿系统 B 超未发现异常。"

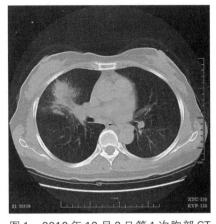

图 1　2010 年 12 月 2 日第 1 次胸部 CT 显示右肺中叶斑片状实变影

听她一口气说了这么多，我说道："CRP 不高，肺部多发斑片状实变影，还有低氧血症，这是不是机化性肺炎啊？"

小赵喝了口水，接下话茬："说得也是，我们当时也是这么考虑的。患者入院后，我们首先予患者头孢哌酮舒巴坦钠（舒普深）抗感染治疗，2 周后复查胸部 CT 见病灶变化不大，于是为其行纤支镜检查，结果显示各主支气管和段支气管管腔通畅；为右肺中叶支气管行活检术，结果显示黏膜炎性病变，右肺中叶外侧段刷检涂片未找到抗酸杆菌和癌细胞。本来建议患者行经皮肺穿刺，但患者拒绝，于是我们考虑是闭塞性细支气管炎伴机化性肺炎，给予患者甲泼尼龙琥珀酸钠针 40 mg 静脉注射每日 1 次，再加用盐酸莫西沙星注射液抗感染治疗，5 天后将甲泼尼龙琥珀酸钠针减量到 20 mg 静脉注射每日 1 次。2 周后复查胸部 CT，见患者右肺中叶病灶较前明显缩小，但左肺下叶病灶密度有所增加，同时患者咳嗽增多。你说我们应该怎么办？"

我略加思索后说道："这种情况我考虑有 3 种可能，第 1 种是激素减量后造成用量不足，不过这种可能性不大，因为如果是机化性肺炎，对激素治疗还是敏感的；第 2 种是类风湿性关节炎使患者多系统受累，且患者长期使用激素、雷公藤多甙片等免疫抑制剂，导致机体免疫力差，容易合并细菌、真菌感染，特别是结核，那么我想可能要暂停使用激素了；第 3 种也是我最担心的一种，那就是患者免疫功能紊乱，容易合并肿瘤性疾病，因为患者的病灶密度增加了。"

小赵说道："是啊，我们也担心肿瘤和感染，所以一再动员患者行CT引导下经皮肺穿刺活检，但遭到患者拒绝，理由是过春节要与家人团聚。"

我也叹了口气，说道："有时候患者会觉得医生大惊小怪，无非是想多做检查多挣钱，其实他们哪里知道我们吸取过多少教训，吃过多少苦头啊！"

因血栓发现隐藏着的肿瘤，说明诊断需要病理作基石

小赵说："春节刚过完，患者回来后情况一下子就恶化了。患者出现肢体肿胀，超声检查显示双侧上下肢深静脉血流通畅，左颈内静脉血栓形成，腹腔中等量积液；胸部CT显示左肺下叶的病灶直径增加1倍还伴有左侧少量胸腔积液（图2）。在我们的劝说下，患者终于决定在CT引导下行经皮肺穿刺活检，病理报告提示低分化腺癌。根据免疫组化结果，我们考虑原发灶并不在肺部，于是为患者行PET/CT检查，发现胃小弯处胃壁明显增厚，左下肺、颈椎、胸椎、腰椎、骶髂关节、肩胛骨及腹腔淋巴结等多处有转移灶。"

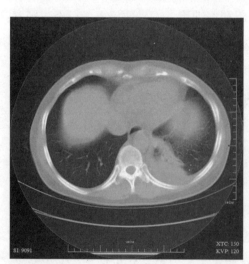

图2 2011年2月28日复查胸部CT显示右中肺病灶吸收但左肺下叶病灶扩大

我说道："难道原发灶在胃？可是她不是一点消化道症状都没有吗？"

小赵说："是啊！我们反复询问患者，患者的确没有消化道症状，我们考虑患者存在肿瘤伴发深静脉血栓形成，立即予患者低分子肝素治疗，同时行胃镜检查，检查显示胃底胃体腔狭窄、挛缩，黏膜粗糙伴糜烂（图3），胃窦活检病理报告提示低分化腺癌。"

我关心地问道："现在患者决

定怎么办，还在我们这里治疗吗？"

小赵说："她拒绝在我们这里进一步治疗，已决定自动出院了。"

病例教训和经验

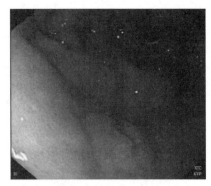

图3 胃镜显示皮革胃（彩图见附录）

我说："你觉得在这个病例中我们是什么环节出问题了呢？为什么之前进行激素治疗时患者有部分肺部病变吸收了呢？为什么患者又突然出现左肺下叶病灶迅速增大呢？"

小赵说："我想从整个过程看，应该可以用'二元论'解释。既往诊断患者为类风湿性关节炎是明确的，类风湿性关节炎容易合并肺部病变，包括机化性肺炎。近3个月来患者反复因肺炎住院治疗，抗生素治疗效果不佳，肺部渗出影具有多发性和形态多样性，而且我们也为患者做了纤支镜但未发现异常情况，所以结合低氧血症我们考虑是机化性肺炎，故予患者激素治疗。治疗后患者右中肺肺炎的确有明显吸收，但在随访过程中我们发现患者左下肺病灶逐渐增大，胸水有所增加，故在该患者的诊断上，需用'二元论'来考虑，我们高度怀疑左下肺病灶是恶性肿瘤。至于患者左下肺病灶为何在短期内迅速增大，可能是由于患者患有类风湿性关节炎，所以免疫功能紊乱，导致患者肿瘤倍增时间明显缩短，肿瘤短期内可明显增大；加上患者本人之前拒绝行经皮肺穿刺活检，也延误了及时诊断和治疗。"

我问道："为什么患者会出现深静脉血栓？"

小赵说："患者在病程中出现深静脉血栓是因恶性肿瘤所具有的易栓性，与内皮损伤、凝血因子异常有关。深静脉血栓也是提示恶性肿瘤的重要临床表现。"

感　悟

　　恶性肿瘤的发病率越来越高，而且有不少肿瘤的临床表现非常隐蔽，常常以转移灶或伴癌综合征的形式出现，所以我们要有相关的知识才能做好诊断。在治疗过程中，我们要对患者密切随访并观察病情变化，必要时及时进行穿刺检查也是非常重要的。当然对于一些特殊病例，我们也要善于利用新的技术，这对我们的诊断会有很大帮助，如PET/CT对于恶性肿瘤的早期发现还是非常有效的。

病例21

诊断常常是一个充满曲折和意外的过程，有时你觉得已经找到答案了，但其实你发现的可能只是疾病的一种外在表现，或者说是疾病的一种伪装。突破诊断的重重迷雾，不满足于模棱两可的结论，进而找到疾病的真凶，这一过程不仅需要耐心，还需要锲而不舍的精神。

山重水复疑无路
柳暗花明又一村

看似简单肺炎，抗感染治疗疗效却不佳

小金是位研究生刚毕业的医生，最近有一个病例让他非常纠结，所以他特地要求进行全科讨论。这一天病例讨论时，他先汇报了病情："患者为中年女性，47岁，因反复咳嗽、咳痰伴胸闷2个多月入院。患者2个多月前于无明显诱因下反复出现咳嗽，咳白色黏稠痰，痰少，不易咳出，伴胸闷，于当地医院就诊。当时患者的血常规显示白细胞$7.67×10^9$/L，中性粒细胞72.9%，CRP 11.4 mg/L；胸部CT显示两肺多发胸膜下斑片影和结节影，以右肺明显，左肺前内基底段支气管扩张改变。患者住院后以头孢地嗪钠针1.5 g静脉注射（静滴）每日2次，联合盐酸左氧氟沙星针0.5 g静滴每日1次抗感染治疗，10天后症状好转，于是患者出院，出院后继续以头孢丙烯胶囊0.25 g每日口服2次巩固治疗。1个月前患者再度出现上述症状，再次在当地医院住院进行抗感染治疗（方案同前），10天后患者症状未改善，当地医院的医生于是联系了我们，将患者转了过来。"

刘主任问："这位患者既往的身体情况怎么样？"

小金继续汇报："患者在今年的3月份因为子宫恶性肿瘤（子宫鳞状细胞

癌）行子宫切除术，术后再行放疗。"

刘主任接着问："体格检查有什么发现吗？"

小金回答："患者生命体征平稳，呼吸平稳，口唇不发绀；浅表淋巴结未及肿大，双肺叩诊音清，双肺呼吸音粗，未闻及湿啰音；心率88次/分，律齐，各瓣膜区未闻及明显杂音；腹平软，无压痛及反跳痛，肝脾肋下未及；其余检查均未发现异常。"

"那化验室检查的结果怎么样？"我插了一句，想着能不能找到什么突破口。

小金无奈地答道："可能要令你失望了，没有什么特别异常的结果。患者在当地医院做了2次C-反应蛋白的检查，结果分别是31 mg/L和11 mg/L，还真算不上是常见的细菌感染。患者刚入院的时候，我们想常规的抗细菌治疗效果不佳有没有可能是因为存在曲菌的感染，因此为患者做了GM、G试验，结果是阴性的。此外，患者的血肿瘤指标均正常，自身抗体、血管炎抗体阴性，自身免疫性疾病也基本可以排除；免疫球蛋白E明显增高，达到1019 IU/L（正常参考值1～110 IU/L）；凝血功能和D-二聚体正常；血气分析显示室内环境不吸氧的情况下氧分压为80 mmHg。"

刘主任继续问道："那影像学上的变化是什么？有什么特征吗？"

小金答："患者主要的影像特征是两肺胸膜下有结节影，较明显的是右肺上叶后段和左肺下叶后基底段，在左肺下舌段还有点囊腔样改变，但并没有特

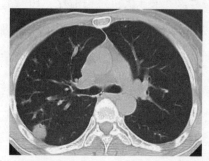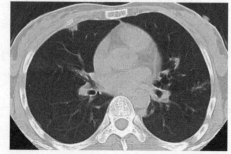

图1　胸部CT显示两肺多发结节影，部分表现为小树芽征

异性，而且与之前的CT进行比较，我们发现病灶有游走性改变（图1）。"

多途径寻找病因未果，陷入僵局

我补充问道："那你们为患者做纤支镜了吗？结果如何？"

小金答："做过了，管腔通畅，未见异常，和我们估计的一样。"

刘主任问："那现在你们考虑是什么疾病？下一步准备怎么办？"

小金说："从影像学特点来看，首先可以排除肿瘤。虽然患者近1年内有肿瘤病史，但是已经过全面治疗，而且之前抗感染治疗后病灶有吸收，通常肿瘤转移是不会自行吸收的，何况病灶还会游走。也不太像感染性疾病中的细菌感染性疾病，患者的血液中炎症指标不高，抗感染治疗无效也不支持这一点。"

我问道："有没有可能是条件致病菌如结核分枝杆菌、真菌呢？"

小金说："对于结核分枝杆菌，我们做过T细胞酶联免疫斑点试验（T-SPOT.TB），结果是阴性的；对于真菌，做过G、GM试验，结果也是阴性的；通过痰培养找抗酸杆菌以及纤支镜下的检查结果也全部是阴性的。这条路也不通啊！"

我依旧不放弃："那免疫球蛋白E这么高该如何解释呢？患者有过敏性疾病如哮喘吗？病史中好像说到有胸闷的情况，这胸闷和影像学表现之间有什么关系吗？"

小金看来是考虑周全的，不慌不忙地说道："患者既有胸闷，免疫球蛋白E的数值又高，我们当然要排除一下哮喘了，患者的肺功能检查显示常规通气功能正常，激发试验阴性。另外患者曾经提到她有返酸、嗳气的情况，我们考虑胸闷的情况是不是要以'二元论'来解释，即由胃食管反流所致。"

刘主任来了兴致："哦，这位患者看来不简单，住院期间的症状变化情况如何？"

小金这时若有所思："患者住院后我们给予她复方甲氧那明胶囊（阿斯美）、孟鲁司特钠片（顺尔宁）、奥美拉唑等药，患者的咳嗽症状明显好转，体温一直正常，但就是持续有胸闷的情况，每天查房时患者都在诉说胸闷不适，但部位又很模糊。我们也很头痛，只能安慰患者，而且患者有点焦虑，我们还请了心理科医生会诊。心理科医生诊断为焦虑症，给予患者抗焦虑药治疗。所以想请教各位，下一步该怎么办呢？"

这时候，叶主任凑过来看了看CT后说："肺部病灶有游走性，患者又有轻度低氧血症的情况，感染、肿瘤均不支持，要考虑隐源性机化性肺炎，我建议做一下经皮肺穿刺检查，要拿到病理这一金标准。"最终科室一致同意为患者行肺组织穿刺以获取病理标本。

以为是机化性肺炎，治疗却无效，最终发现是肺栓塞

1周后再次病例讨论，小金首先汇报："各位医生，上周为患者进行了经皮肺穿刺，我们选择了病变最明显的右肺上叶结节穿刺，现在病理结果回来了，肺组织部分纤维素样坏死，周围肺泡上皮增生，个别肺泡腔内见成纤维细胞栓；特殊染色结果显示过碘酸希夫反应（PAS）阴性，六胺银染色（PASM）阴性，抗酸染色阴性，网状纤维染色阳性。你们看现在能明确诊断了吗？"

刘主任看了看报告说："肺泡腔内见成纤维细胞栓，我们常见的机化性肺炎通常有这样的报告，但是这纤维素样坏死要怎么解释呢？毕竟机化性肺炎是很少有这样的病理表现的。"

小金说："我们对此也有怀疑，所以询问了病理科医生，但他们也排除了结核和真菌感染，目前我们已按机化性肺炎给予患者激素治疗，患者自觉症状没有改善，我们计划让患者出院，然后口服甲泼尼龙片治疗。"

2周后我听说患者又入院了，于是很好奇地问小金是怎么回事，小金叹道："唉！这病我们误诊啦！并不是什么机化性肺炎，而是肺栓塞。"

我一听，惊得下巴都要掉下来："什么？她上次住院时D-二聚体不是正常的吗？现在是多少？"

小金说："这一次患者的指标又有一些变化，血白细胞 7.2×10^9/L，中性

粒细胞81.2%，血红蛋白108 g/L，血沉59 mm/h，G试验＞1000 ng/L，GM试验阴性，D-二聚体仍旧是阴性的。"

"那么你们是如何考虑到肺栓塞的？栓子又来自何处呢？这一次的胸部CT变化如何？"我追问道。

小金说："我们也对上次纤维素样坏死的结果感到疑惑，于是我们和患者谈再度穿刺的事情，患者挺配合的，答应再做一次穿刺。我们对这一次穿刺的病理结果非常重视，特地与病理科做了充分的沟通。这次的穿刺标本伴出血、退变、梗死，局灶大量中性粒细胞，与上次的结果完全不同。我们通过与其他医院会诊后，判断患者是肺栓塞，于是我们为患者做了CT肺动脉造影（CTPA），发现患者左右肺动脉多个分支充盈不良，显示欠清（图2）。为了弄清肺栓塞的栓子来源，我们对患者进行了检查，重点对双下肢深静脉进行检查，但彩超未发现异常。"

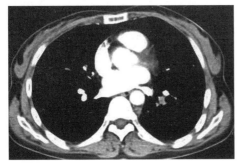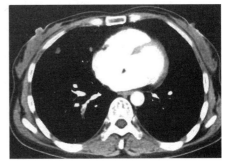

图2 CTPA显示两侧肺动脉分支见充盈缺损

我皱起眉头："这可奇了怪了，为什么患者是肺栓塞但D-二聚体水平不高呢？这不符合常理呀！赶快请教一下刘主任，他见多识广，或许能给我们一点提示。"

刘主任听完我们的叙述后，说道："记得几年前我也遇到过这样的病例，一位男性患者因为反复晕厥和胸痛就诊，患者的CTPA显示肺动脉多发充盈缺损，但D-二聚体水平正常，后来发现是右房黏液瘤，是由瘤栓脱落栓塞导致的。因此，我根据这位女患者既往有子宫肿瘤的病史，推测有瘤栓存在的可能。"

小金问道："那我们有什么方法可以证实这种判断吗？我们为患者做的子

宫及附件超声提示双侧卵巢显示不清，附件未见异常。"

刘主任说："要证实这一点的确很困难，所以我也不是非要查到瘤栓不可，况且肿瘤患者本身就处于高凝状态，极易出现血栓，所以治疗事不宜迟，赶紧用上低分子肝素和华法林钠吧。临床上也要密切随访患者情况，至少我还是担心有瘤栓存在的可能。"

真凶显露，患者气急再度加重，谜底终于揭开

时间过得好快，又过去了4个月，每天都有新的病例吸引着我们。就在我们快要遗忘掉这位患者时，5月初的一天，小金用惊讶的语气对我说道："还记得几个月前说的那位肺栓塞的患者吗，她现在又来住院了，病灶较前明显增多了。"

我说："什么？患者出院后的治疗经过你最清楚，先说一下这4个多月的情况吧。"

小金说："患者在用上抗凝药后，最初1周胸闷症状明显改善，后来患者由于经济状况不想再继续检查下去了，于是就出院了。出院1个月后患者来医院复查，症状稳定，但是复查胸部CT发现病变却没有改善。患者当时仍然拒绝进一步检查包括做PET/CT，于是我们嘱咐她每个月都要复查胸部CT。但是患者自觉症状改善，又嫌复查太麻烦，就不来就诊了且药也停了。一晃过去4个月，近1周患者出现活动后呼吸困难且一天天加重，昨天患者再次就诊我院，胸部CT做完后大家就惊呆了，患者的两肺弥漫着结节和团块影（图3），

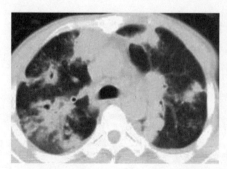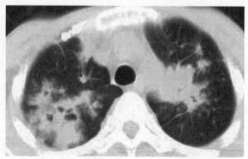

图3　两肺弥漫分布的结节和团块影

一看就像是肺里长了棉花。”

我看完CT后问：“你觉得会是什么问题？”

小金说：“我看是转移性肺癌，一来肺里弥漫分布的有结节也有团块，二来这些病变是沿血管播散的。”

我说：“结合患者此前的子宫鳞状细胞癌病史，我推测这一次是子宫鳞状细胞癌转移到肺上去了。但为什么做过手术也放疗过还会转移？真是不得而知了。”

这次患者入院我们再次劝说患者行肺穿刺，穿刺后结果报告是转移性鳞癌，此后患者转到肿瘤医院进行放化疗。

感 悟

本病例给我的启发很多，一是对于患者的症状我们要认真琢磨和体会，本病例中患者的胸闷症状明显，第一次的治疗难以缓解症状，且对于症状又找不到合理的解释，所以这就要求我们不要满足于现有的诊断，思路要开阔一些，特别是要注意到肺栓塞的临床表现有时候也不典型，因此对原因不明的胸闷在必要时应行CTPA；二是在病理结果的解读方面，临床医生要了解一些病理学知识，主动与病理科医生沟通，而且不要轻易放过病理报告上的疑点，必要时应对患者进行多次检查；三是我们对诊断要有耐心，不要浅尝辄止，对疑难病患者一定要坚持进行认真、细致地随访，真凶总有露出真面目的一天。

病例 22

很多时候我们看到的只是疾病的表象，但表象的背后可能还有真凶，而这个真凶总会在不经意间露出些蛛丝马迹。因此抓住可疑的线索，找到真凶，才能解决根本问题。或许这也是通过现象看本质的另一种解释吧。

莫名发热治疗无效备受折磨
气管异物堵塞管腔终获痊愈

发热患者抗感染治疗效果不佳

小罗是实习医生，最近收治的一位特殊患者让她困惑不已，她将患者的情况告诉我，让我帮她分析一下："男性，58岁，因咳嗽、咳痰4个多月，发热伴胸痛、气急2周入院。患者4个多月前于无明显诱因下出现咳嗽、咳痰，咳黄色浓稠痰，当时未予重视，未就诊治疗。2周前患者出现发热，最高体温38.6℃，咳大量浓痰，痰中带鲜血，伴畏寒、寒战、胸痛、气急，至当地医院住院，当时患者查胸部CT显示右肺下叶见团块状高密度影，其内可见空洞影，右侧胸腔积液。当地医院诊断为肺脓肿，予患者头孢哌酮钠舒巴坦钠抗感染治疗和化痰对症治疗6天，患者症状未见明显好转，于是转至本院。"

分析疗效不佳的原因，调整处理方案

我听完后心中已猜出七八分，于是让小罗把患者最近拍的胸部CT拿过来，从CT上可见右侧胸腔大量包裹性积液，伴右肺上叶、下叶部分膨胀不全，右肺下叶斑片状密度增高影（图1，图2）。

我对小罗说："患者在当地医院进行抗感染治疗之所以效果不佳，原因有两个，一是患者出现了肺炎的并发症脓胸，且没有得到积极处理；二是抗生素

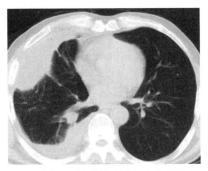

图1 胸部CT肺窗显示右侧包裹性胸腔积液，右肺下叶大片实变影，右肺下叶外后基底段管腔闭塞

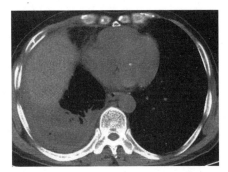

图2 胸部CT纵隔窗显示右肺下叶基底段实变，内有不规则低密度影

选择不当，没有覆盖耐超广谱b内酰胺酶的耐药菌，且用药不符合药物动力学。因此在处理方案上我们改用碳青霉烯类的美罗培南针1.0 g静滴每8小时1次，保证维持有效浓度的同时达到最大的抗菌效果，同时立即为患者行胸腔穿刺引流。"

第2天小罗向我汇报："患者昨天下午做了胸腔穿刺置管引流术，术后引出不少脓性液体，胸水常规镜检每高倍视野下白细胞+++，腺苷酸脱氨酶（ADA）175 U/L、蛋白50.6 g/L、乳酸脱氢酶7590 U/L、葡萄糖0.36 mmol/L。请问老师，胸水ADA增高是不是提示结核呢？"

我说："综合这些化验结果，我首先排除的反而是结核性胸腔积液。首先患者的胸水呈脓性，胸水葡萄糖含量低，不符合通常所见的结核性胸腔积液。另外ADA不仅在结核性胸腔积液中会增高，在脓胸以及淋巴瘤相关的胸水中也会增高，而且要注意，结核性胸腔积液的ADA通常不会大于100 U/L。使用我们的处理方案后，患者的症状好转了吗？化验室检查有其他异常吗？"

小罗说："患者今天体温就明显下降到37.5 ℃了，气急、咳嗽也好转了，接下来要如何处理？患者血沉44 mm/h，血肺癌相关的肿瘤标志物均正常，胸水癌胚抗原增高（35.81 μg/L），还有一个指标很奇怪，免疫球蛋白E（IgE）明显增高（1116.0 kIU/L）（正常参考值0～110 kIU/L），不知是什么原因？"

我说："胸水癌胚抗原增高是要警惕肿瘤的，毕竟对男性患者来说，在没有诱因如酗酒或者口腔疾病的情况下出现肺脓肿，要警惕气道内堵塞导致的引流不畅，所以等患者病情稳定、胸水引流干净后再复查胸部增强CT，之后再决定是否行纤支镜检查。至于IgE增高，按理说是要考虑过敏因素的，要询问一下患者有没有过敏性疾病史，如哮喘和鼻炎，不过即使有这些疾病，IgE通常也不会增高得如此明显。我觉得IgE明显增高背后一定有原因，而且一定是由气道里的病变所致的，待行纤支镜后谜底自会揭开。"

入院后第5天，患者体温正常，无胸闷、气急，经过胸腔冲洗治疗后，患者的胸水从混浊逐渐变清，化验结果见表1。患者入院后第10天拔除了胸管。随着患者血C-反应蛋白明显下降，复查胸腔B超显示胸腔积液明显减少，于是我们改用哌拉西林钠他唑巴坦钠针对患者进行抗感染治疗。

表1　患者化验结果

生化指标	日期		
	7月5日	7月9日	7月12日
胸水LDH（U/L）	7590	4228	4334
胸水葡萄糖（mmol/L）	0.36	0.27	0.26
胸水ADA（U/L）	175	90	——
血IgE（kIU/L）	1116	——	1093
血CRP（mg/L）	121	20	11

纤支镜检查发现异物堵塞气管，患者终痊愈

"患者胸部CT显示右侧局部包裹性胸腔积液伴右下肺部分膨胀不全。我们为患者安排了纤支镜检查，检查发现右肺下叶外后基底段开口可见鱼肉样新生物阻塞管腔，管口黏膜肿胀，基底段开口黏膜外侧壁表面可见黏膜小隆起（图3）。活检结果显示黏膜组织

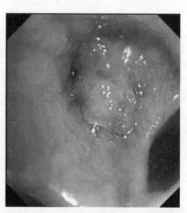

图3　纤支镜显示右肺下叶外后基底段开口有肉芽组织（彩图见附录）

糜烂伴局灶肉芽组织增生。"

小罗汇报完患者近期情况后，问道："患者的气道内的确有问题，但是从病理结果看又不像是肿瘤，现在该怎么办？"

我说："这种情况的确未必是肿瘤，不过肯定是有堵塞的情况，可能是由于时间过久（患者咳嗽5个月），周围组织对病变产生反应而包裹形成了外部的肉芽组织。要将这些肉芽清除干净才能暴露病变，而且一定要清理彻底，否则患者的感染还会反复。"

两天后小罗兴奋地告诉我："昨天再次为患者做了纤支镜，对右肺下叶外后基底段开口新生物行圈套、冷冻术，发现异物紧贴管壁，用鳄鱼钳取出了异物，你猜猜异物是什么？"

我笑道："哟，这是要考考我呀！从CT影像上可以看出，肯定不是果核或者骨头这类常见异物，因为这类异物在CT纵隔窗上可表现为气道内近似钙化的高密度影。我猜可能是类似果皮的异物。"

小罗揭开谜底："是辣椒皮（图4）！想不到吧？后面再次询问患者才知道，患者平时爱吃辣椒且经常狼吞虎咽，但是他想不起来到底是哪一天误吸的辣椒皮。对了，患者复查过一次IgE，数值明显增高（1093.0 kIU/L），是不是也与此有关呢？"

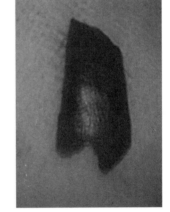

图4 清除肉芽组织后暴露出异物，为辣椒皮

我沉思了一会儿答道："是的，我曾经说过IgE如此之高背后一定有原因，现在结果出来了，原因也正在此。辣椒皮比较潮湿，被吸入到气道后很容易出现曲霉感染，进而诱发机体的过敏反应，因此对于暂时难以解释的化验结果，一定不要轻易放过。怎么样？现在知道肺炎的诊断和治疗也有很多门道了吧！"

感 悟

　　临床医生在诊断疾病时常常会被一些表面现象蒙骗，就如本例中患者因脓胸就诊，原本的处理方案治疗效果已很好，患者的症状也明显缓解，但因为我们对有些检验结果不放心，于是坚持不懈地寻找真凶，最后才从根本上解决了问题。只有不抛弃、不放弃，我们才能在医术不断提高的同时，也能更好地为患者服务。

病例23

每个人的思维都会存在误区。在疑难病例的诊断中，我们总是以既往固有的认识和经验来分析和诊断尚未得到明确诊断的病例，这是一种惯性思维，它的危害在于即使有越来越多的证据不支持我们的判断，但我们仍然一厢情愿且固执地坚持自己的想法，可能因此错失了宝贵的治疗机会。下面这个故事中出现的许多误诊思维都值得我们反思。

疑似肺癌多次穿刺结果令人费解
确诊毛霉颇费周折问题出在哪里

疑似肺癌，多次穿刺但结果令人费解

我们不定期地会和外院一起进行病例讨论，最近讨论的一个病例让我印象深刻，在这里和大家分享一下。

病例讨论一开始，小金就介绍道："患者是位46岁的家庭妇女，无吸烟史，既往体健，因为右侧胸痛4个多月，胸闷、气急1个月就诊。患者4个多月前出现右侧胸痛，伴右侧背部、颈肩部及手臂持续性胀痛，当地医院按颈椎病进行治疗，但患者症状无明显缓解。1个多月前患者的上述症状加重，伴有活动后胸闷、气急，少量咳嗽、咳痰，低热，于是患者去一家大医院就诊。当时患者的胸部CT显示右肺上叶前段大片实变影（图1），右侧第一肋骨破坏，纵隔多发淋巴结肿大，右侧少量胸腔积液；浅表

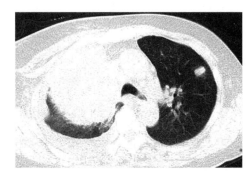

图1 胸部CT显示右肺上叶有一巨大占位，左上肺有一结节

淋巴结彩超显示右侧锁骨上、下淋巴结肿大；第1次行经皮肺穿刺，病理结果显示少量凝固性坏死组织，特殊染色结果为PAS阴性，PASM阴性，抗酸染色阴性，未能提示结核和肿瘤。"

我说："穿刺部位是不是在病灶的坏死区域，要不再做一下锁骨上淋巴结的穿刺？"

小金说："4天后这家医院就为患者做了锁骨上淋巴结的穿刺了，不过结果也是阴性的，病理结果显示见散在淋巴细胞，未找到明确的肿瘤细胞。由于这家医院不相信穿刺不成功，过了1周后再次在患者右肺进行穿刺，病理结果显示少量支气管软骨及凝固性坏死组织，特殊染色结果为阴性，未提示真菌感染，不能完全排除结核。"

我说："这不是走入死胡同了吗？不能排除结核，那有没有做T-SPOT.TB检查呢？"

小金说："当然做啦，结果T-SPOT.TB检查和结核菌素试验（PPD试验）均为阴性。患者入院以来我们给予其美罗培南、阿奇霉素等药物，但治疗均无效，患者的CRP从65 mg/L逐渐升高至227 mg/L，患者症状无明显缓解。这时候你会考虑什么？接下来怎么办？"

我说："这的确是个困境，我的想法是这绝对不是常见的感染，如结核分枝杆菌感染和其他细菌感染。但多次特殊染色结果均为阴性，似乎也不支持真菌感染。多次穿刺都未找到肿瘤细胞，应该也能排除肿瘤。接下来他们会怎么办呢？"

小金继续说道："第1家医院也左右为难，为慎重起见，他们将第2次肺穿刺组织的标本送到了外院进行会诊，结果显示肺穿刺组织有凝固性坏死组织，嗜银染色和PAS染色中可见可疑曲菌菌丝。这一结果就像是根救命稻草，于是第1家医院让患者口服伏立康唑治疗，之后患者出院。"

我问道："出院后患者情况怎么样？"

小金说："出院后患者继续服用伏立康唑片1周，出现胃纳差、声音嘶哑、吞咽困难、气急明显的症状，于是就停用了伏立康唑片。患者在当地医院继续进行抗感染治疗后效果不理想，于是来到第2家医院就诊。"

我问："那在第2家医院做了哪些检查，结果如何？"

小金说："患者的血常规显示白细胞轻度增高（12.6×10^9/L），中性粒细胞71.2%，轻度贫血（血红蛋白100 g/L），C-反应蛋白185.25 mg/L；生化检查显示 ALT 89.3 U/L，AST 76.3 U/L，D-二聚体 0.96 mg/L；肿瘤标志物中只有CA125增高（306 U/mL），其余均正常；HIV 抗体和梅毒抗体阴性，G 试验阴性；血管B超显示右侧颈内静脉血栓形成；胸部CT发现左肺又出现多个结节。"

我问道："从上述结果来看，我个人觉得不是常见的恶性肿瘤，仍不能排除特殊病原体感染。我的理由是患者有如此大的肿块，肿瘤指标中不太可能只有CA125增高，因为这个指标没有特异性，况且多次穿刺都未找到恶性细胞。"

小金说："第2家医院也是处于很矛盾的处境中，患者的症状在持续恶化，但诊断却一直没有眉目，于是他们请了省级医院的专家来会诊，专家的意见是不能排除肿瘤，要求继续穿刺以及做PET/CT检查。"

我惊叹道："患者会同意吗？她心里没有障碍吗？你们有没有做纤支镜检查呢？结果又如何呢？"

小金答道："患者的PET/CT显示右肺上叶最大9.3 cm×9.7 cm横截面，内见散在积气和低密度区，肿块边缘环形放射性浓聚，最大摄取值3.38，中央稍低密度区呈放射性减低区，两肺散在结节和颈部纵隔淋巴结的摄取值均不高，最大的不到2；纤支镜检查显示右肺上叶炎性改变，尖段支气管狭窄；病理结果显示黏膜慢性炎及坏死渗出物；纤支镜毛刷涂片未找到癌细胞。患者很配合，同意再行左肺结节和锁骨淋巴结的穿刺。"

我听完结果后说道："这根本不可能是肺癌，如此形态的肿块如果是肺癌，其最大摄取值绝对不可能如此低。另外，之前已经穿刺过一次锁骨上淋巴结，如果再做检查，应该用切除的完整的淋巴结才对，这样阳性率才会高一些。"

最终确认毛霉感染，诊断过程值得反思

小金说："你说得很对，这一次终于出结果了，患者的肺穿刺标本显示肺真菌性感染伴大片坏死，我们考虑可能是毛霉菌（图2）。找到问题所在后我们松了口气，在权衡治疗风险以及与家属沟通后给予了患者泊沙康唑治疗。"

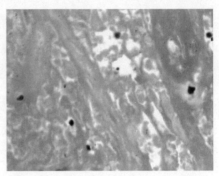

图2　穿刺结果显示在大片坏死的背景下可见黑色的毛霉菌（彩图见附录）

我说："原来如此啊，毛霉菌是一种非常特殊的真菌，发病率非常低，而且由于它的细胞壁与曲菌不同，因此目前尚没有特异的实验室检测方法，如患者的GM试验几次都是阴性的，免疫组化中PASM染色和PAS染色也均是阴性的。"

小金说："是啊！以往遇到过的毛霉菌患者均是免疫缺陷患者，如血糖控制不佳的糖尿病患者或者有酸中毒的患者。这位患者没有一点免疫缺陷的迹象，这也是我们被它欺骗的主要原因。"

我继续问道："这位患者的诊断已经延误快半年了，而且病情如此之重，是不是应该按指南将采用两性霉素B作为首选呢？单用泊沙康唑治疗的话是不是应该加大剂量呢？"

小金说："这个情况我们已经和患者家属沟通过了，由于我们没有两性霉素B脂质体，而他们也担心两性霉素B的毒性，所以选用了泊沙康唑。泊沙康唑是自费药，价格比较高，所以就采用常规剂量了。不过效果并不理想，患者症状仍持续恶化，20多天后患者病故了。"

我叹道："这种病例的确少见，诊断过程中也难免会走一些弯路，不过我们仍然要从中吸取教训，以避免在遇到类似病例时我们又出现类似的错误思维，从而误导我们的诊断。你说呢？"

小金说："你说的很对，我认为这个病例再次提示我们对于诊断要有全局

观念，即对各种检查结果的解读都要合情合理，不要因为既往的经验而做出偏执性的决策。其实在我们对患者用泊沙康唑治疗之后，某医院的专家在会诊时仍认为是肺癌，还要我们继续做肺穿刺，我们按照专家的意见又做了一次，与前面的结果是一样的。"

我惊讶道："怎么会如此固执？PET/CT这些年来被越来越广泛地应用于临床工作，但我深感大家对PET/CT的解读还不够。虽然PET对于某些肺癌患者来说，也存在摄取值不高的情况，但是要具体患者具体分析，对于本病例的患者，其病灶摄取值如此低，表明不可能是恶性程度很高的肿瘤，结合穿刺结果完全可以排除肿瘤。另外我们医生不能因为检查结果不合己意而一再寻找借口，如右肺穿刺没有找到癌细胞就穿刺淋巴结，淋巴结中没有找到又去穿刺左肺。"

小金说："是啊！临床医生不懂病理，病理科、影像科医生又不下临床，大家都是分兵作战，怎么能够战胜疑难杂症呢？在病理结果上，临床医生要虚心向病理科医生讨教，大家要互相学习，同时也要了解如何得到更好的标本以提高诊断的准确性，你说是不？这位患者一共做了6次穿刺，没有一次提示恶性病变，但我们有些医生还是固执己见，真是让人无语。"

感　悟

临床思维通常是建立在病史、影像学检查和化验结果上的，是一种有倾向性的分析过程，但要注意千万别一直带入主观视角，而应该综合分析。例如，我们怀疑某肿块来源于肺癌伴转移，而肺癌的肿瘤标志物又完全正常，虽然这种情况极端罕见，但对于极端罕见病例的诊断，我们一定要慎之又慎。因此，我们要始终保持以开阔的思路去分析、推理和演绎可能的情况，并将各种证据强弱组合，这样才能得出最接近真相的答案。

病例24

临床实践中，鉴别与诊断的能力非常重要。在众多危重症状中，急性腹痛算得上是最容易被误诊的症状了，因其涉及的脏器多，起病时症状可较轻，随病程发展症状可再加重，不似胸痛往往起病就达高峰且容易引起医生高度警觉。有时一个"腹痛待查"，辗转了多个科室后仍无法确诊，这就需要我们跳出常规思维的樊笼，抓住主要问题，以寻求突破。

腹痛血便走弯路
系膜栓塞终无治

出现急性腹痛，初诊为胃肠炎

晚上10时我开始上夜班，要一直上到第二天早上8时，这一时间段是急诊科最难熬的时间段，通常我会彻夜不眠地接诊。时值冬季，老年人各种急症增多，抢救室已人满为患。

刚交完班，一位80岁的离休干部在家人的陪同下走进诊室，患者病史只有1天，因为脐周剧烈绞痛就诊，没有腹泻、恶心、呕吐和发热。我为患者查体发现患者生命体征平稳，腹部平软，无明显压痛点，麦氏点和胆囊区均无压痛。我又让患者做了全面的血液检查与腹部平片、腹部超声，除了血液白细胞略高，没有什么异常。

"可能就是普通的胃肠炎吧，应该是吃了什么不干净的食物，先在观察室用些解痉药吧。"我对患者家属说道。

既往有痔疮史，便血未受重视

过了1小时，我处理完就诊的患者，急诊室里渐渐安静下来。于是我去巡视观察室，来到刚才那位老人床边时，患者说道："用药后肚子痛有些好转，刚才上厕所便后带鲜血，我以前有痔疮，也经常会有便血的情况。"

"哦。"面对满满一屋子的患者，面前这位已经有了诊断且正在治疗的老干部，在我心中应该算"绿灯"，而那些胸痛或者机械通气、休克的患者算是"红灯"，必须盯住。

接下来的2小时，又陆陆续续来了患者，我不停地在急诊诊间和抢救室之间忙碌，没空去查看那位老人。

"我们老爷子还是叫肚子痛哦。"那位老人的儿子来找我，和一般的离休干部子女不同，老爷子的儿子特别客气。

于是我到床边查看，老爷子呈痛苦貌，仍诉脐周绞痛。我看看输液架，正在用丁溴东莨菪碱针，查查患者腹部，没有任何阳性体征，再看监护仪，生命体征都稳定。

"正在挂止痛针，再观察看看。"

不一会儿，他儿子又来找我，"还是痛哦，还拉了点血。"

我到洗手间一看，便池可见鲜血，没有粪质。

"以前痔疮也是这样。"老爷子自己说。

于是我叫醒了急诊外科的同事，这时已是凌晨2时，可怜的外科医师睡眼惺忪，了解完情况后他有些懊恼地说："痔疮出血也让会诊？"

"可是患者还是腹痛如何解释？"我不免有些担心地问道。

外科医师为患者查了体，还是没发现阳性体征，也是一脸困惑："解痉止痛的药再用用吧。"

这次我们开出的是镇痛剂，老人的痛缓解了一点。

最终确诊，让人恍然大悟

第二天早晨，我拖着疲惫的身体准备交班，此时老人还是诉腹周痛，于是我联系了消化科将患者收住入院。过了几天后我遇到了消化科的周医生，关心地问道："前几天那位不明原因腹痛的老干部现在情况怎么样啦?"

周医生答道："收入病房以后，患者血便越来越多，我们又查了肿瘤指标和心肌酶谱等，均无异常发现，加上了解到患者有房颤病史，平时没有服用抗凝药，我们怀疑是否存在肠系膜血管疾病，于是做了肠系膜血管CTA，明确为肠系膜上动脉栓塞。"

我非常吃惊："啊! 肠系膜动脉栓塞，非常少见，不知患者后来情况如何?"

周医生说道："我们明确诊断后就立即联系胃肠外科为患者进行手术，术中发现大段肠坏死，进行切除后残端吻合，现在患者住在ICU，不过听说情况不太理想。"

我疑惑道："这位患者腹部平软，无具体压痛点，加上患者以往有痔疮病史，当时没往这方面想。"

周医生说："这位老年患者既往有房颤病史，这一点你们可能忽略了。这种患者容易有心房的栓子，当栓子脱落进入腹主动脉，再进入肠系膜上动脉，栓塞后会出现小肠梗死。"

我突然想起上学时学过的解剖课，说道："腹主动脉供应胃肠道的3种血管，分别是腹腔动脉、肠系膜上动脉和肠系膜下动脉，而且腹腔动脉是第1个分支，为什么没出现腹腔动脉栓塞呢?"

周医生说："这和血管的解剖特点有关，肠系膜上动脉的主干口径较大，与腹主动脉呈倾斜夹角，栓子易于进入，因此肠系膜上动脉栓塞占急性肠系膜血管缺血病例的一半。肠系膜上动脉还有一个特点，就是它供应的器官多，除了胰腺、十二指肠外，还有小肠、升结肠和横结肠的右半部分。这就导致了本病的临床表现受栓塞的部位、程度和侧支循环状况的影响。典型的急性肠系膜上动脉栓塞的症状是剧烈急性腹痛、器质性心脏病和强烈的胃肠道排空症状如恶心、呕吐或腹泻。"

我边听边思考："患者有房颤和腹痛的症状，但是没有恶心、呕吐和腹泻的情况，而且经过解痉治疗后腹痛还略有缓解。"

周医生说："任何病症都不可能完全具备典型的三联征，要注意症状还与栓塞的时间有关。早期表现为脐周或者上腹绞痛，腹部仍平软，所以症状与体征分离是本病的重要特点，再加上老年人对疼痛的敏感性下降，也会给我们造成假象。"

我说道："患者后来出现了血便的情况，但是由于其自诉有痔疮，也让我麻痹大意了。"

周医生说道："当栓塞6～12小时后，由于肠肌麻痹，腹痛开始呈持续性，肠黏膜出现坏死或者溃疡，接下来患者就会出现便血或者呕吐咖啡物。具体出现何种症状可能与栓塞的部位有关，这时候如果能够及时考虑到本病，尽早进行干预，还可能挽回患者的生命。"

我说道："我当时还担心患者如此腹痛会不会有肠梗阻，拍了腹部平片没发现有梗阻的迹象，不过我注意到患者的肠鸣音（肠子蠕动的体征）一开始是强的，后来反而减弱，当时没想明白，现在经你一说恍然大悟了。"

感 悟

虽然本例误诊与缺少临床经验有关，但也与临床实践中"避重就轻"的思维习惯不无关系。在急诊实践中，首先，我们应该"避轻就重"，重点排查危重症，但要切记不应该用简单的思维来解释看似合理的临床表现，例如本例中的用痔疮来解释便血。其次，对临床体征与症状分离的情况要加强重视，特别是要考虑到一些少见的疾病。本病例也再次提醒临床工作者，对于腹痛原因不明的患者，解痉止痛针剂的应用要慎之又慎，不然贻误了病情，后果会更加严重。

另外疲劳值班也是诱因，我急诊时夜班的值班时间长达14小时，如同司机疲劳驾驶时对红灯警示视而不见，疲惫的医生也常常忽略临床警报。希望能适当增加工作人员，改善急诊科医生的工作环境。

（陈子晞）

病例25

　　孕产妇生病特别是重病时，常常涉及两个或者更多的生命，因此孕产妇一直是我们国家非常重视的人群，降低孕产妇的死亡率也是考核各地医疗水平的一项硬指标。而孕产妇重症又往往是多学科交叉的领域，需要多学科的通力合作。危重孕产妇的救治水平往往最能体现一家医院的综合实力，我很自豪地说杭州市第一人民医院作为浙江省危重孕产妇的诊治中心，为救治大量危重孕产妇进行了很多努力和探索。接下来讲的就是一个典型的孕产妇重症例子。

孕妇危重险象环生命悬一线
医生辛苦合力救治终获成功

妊娠期恶心、呕吐，妊娠期反应所致？

　　"又是一个疑难病例！"小陈心有余悸地说。

　　小陈是血液科医生，不久前收治了一位孕妇，病情复杂，可谓一波三折。小陈先向我叙述病史："患者是26岁的女性，因停经16周，恶心、呕吐2个月，病情加剧2天后入院。患者停经1个多月时B超提示宫内早孕，停经8周时出现恶心、呕吐等早孕反应，于是患者于当地医院补液治疗2次。2天前患者于无明显诱因下恶心、呕吐加重，饮水即可诱发呕吐，伴双上肢及舌部麻木，患者于当地医院就诊，尿常规提示酮体++，当地医院建议患者到上级医院就诊。患者少量进食后来我院复查尿常规酮体，结果却是阴性的。患者既往有血小板减少病史10余年，8年前于当地医院行骨髓穿刺，结果提示粒、巨核两系成熟障碍，患者未进一步治疗。患者有尿蛋白及隐血5年，也未进一步检查。入院查体显示患者体温正常，呼吸、脉搏、血压均正常，神志清，精神好，全身皮肤黏膜无出血点和瘀斑，浅表淋巴结无肿大，心肺检查无异常，腹软，全腹无压痛及反跳痛，肝脾肋下未及。

我听到这里说道："化验结果有什么异常吗？"

小陈说道："除了轻度贫血（血红蛋白96 g/L）、血小板减少（45×10⁹/L）和丙氨酸氨基转氨酶轻微增高（74 U/L）、尿蛋白阳性外，常规检查中还没发现什么异常。"

我说道："似乎只是一位普通的有妊娠反应的患者而已，有什么特别的呢？"

小陈说道："一开始也没有觉得特别，患者入院后仍有恶心、呕吐，呕吐物咖啡色，但无腹痛，无阴道流血、流液，24小时尿蛋白321 mg；贫血五项中叶酸、维生素B₁₂、促红细胞生成素、内因子抗体、铁蛋白均正常；免疫五项中免疫球蛋白G下降（9.270 g/L），免疫球蛋白A下降（1.160 g/L），免疫球蛋白M 0.918 g/L，补体C3 1.050 g/L，补体C4 0.202 g/L。更严重的是，患者的血红素和血小板进行性下降，3天后血小板降到了22×10⁹/L，血红蛋白也降到了74 g/L。"

我问道："下降如此快，有没有出血倾向？要不要输血小板治疗呢？"

小陈说："最重要的是要明确血小板进行性下降的原因，要进一步为患者查自身抗体以排除自身免疫性疾病。尽量不要输血小板，因为可能会触发抗血小板抗体，从而加重血小板减少，如果血小板继续减少，考虑予患者静脉注射丙种球蛋白治疗。"

我继续问道："后来的化验结果如何？"

小陈说："自身抗体全套均是正常的，不支持自身免疫性疾病的诊断。单从妊娠剧吐角度来看，患者情况好转，尿酮体阴性，尿蛋白好转，妇产科检查显示无终止妊娠指征，但患者入院后血小板进行性下降，出血风险极高，故妇产科联系我们要求将患者转入血液科治疗。"

转入血液科后，确诊为血栓性血小板减少性紫癜（TTP）

我好奇道："转入你们血液科后情况如何？"

小陈说："还没转入我们科，患者就出现了其他情况，入院的第7天清晨患者出现头痛、低热，伴有轻度的恶心、呕吐，说话时言语不清。因为担心患者头痛会不会是颅内出血，于是请了神经内科医生会诊，神经内科医生考虑到目前颅内出血的诊断无依据，确诊需行头颅CT，但CT检查有致胎儿畸形的风险，患者及家属拒绝CT检查。"

我关心道："这个时候患者的血象情况如何？"

小陈答道："这一天患者的血常规中白细胞 10.0×10^9/L，中性粒细胞89.9%，血小板 23×10^9/L，超敏C-反应蛋白 12 mg/L，乳酸脱氢酶增高达到556 U/L。患者咳嗽，有低热，血白细胞偏高，我们考虑有潜在感染，故加用头孢呋辛钠静滴抗炎治疗。"

我继续问道："后来情况如何？感染有没有控制住呢？"

小陈说道："抗感染治疗并没有什么效果，患者仍有发热，体温最高时为38.5 ℃，头痛仍间断发作，回答问题较迟钝，体表可见散在数个皮下瘀斑。患者复查血C-反应蛋白和降钙素原，结果均正常。患者的颅脑MRI平扫显示顶部颅板下有蛛网膜囊肿可能，其余结构均正常。"

我问道："患者反复头痛，头颅影像学检查又没发现异常，有没有再请神经内科医生会诊呀？"

小陈说："那是自然，神经内科医生会诊后考虑是癫痫，建议为患者做脑电图检查，但未发现异常。"

我说道："那不是走入死胡同了吗？会是什么病呢？"

小陈说："其实这还是要请教我们的血液科医生，你看这患者有紫癜、血小板减少、发热、神经系统症状以及肾脏损害（尿蛋白阳性），这些其实是一种病的全身表现，这种病叫血栓性血小板减少性紫癜，上面这几个方面就是典型的五联征。"

我吃了一惊："原来还有这种病，我还没见过呢，有没有化验手段可以确诊呢？发病机制是什么呢？"

小陈说："确诊这种病需要检测血液中的血管性血友病因子裂解蛋白酶

（ADAMTS13）的活性，不过要送到苏州去检测。在患者治疗期间检测结果回来了，血浆置换前0%，血浆置换后100%，高度怀疑是先天性TTP。我们知道止血需要血小板、凝血因子和血管内皮细胞的相互配合，其中有一种凝血因子叫血管性血友病因子（vWF），它在高血流剪切力状态下与血管内皮细胞表面受体、血小板表面受体相互作用，导致血管内皮细胞和血小板黏附。若vWF水平过高则会造成慢性内皮细胞损伤，最终导致血栓性疾病。vWF分泌到血浆后需要降解，降解酶为血管性血友病因子裂解蛋白酶（vWFCP），这种酶如果水平过低或者有结构缺陷，则会导致vWF形成的多聚体增加，从而增加对血管内皮的损伤。现在发现vWFCP水平下降与ADAMTS13基因缺陷有关，所以我们可以通过检测ADAMTS13的水平来辅助我们诊断。"

多科室合力救治，终获成功

我问道："这种病需要如何治疗呢？患者结局如何？"

小陈道："本病的治疗以血浆置换及大剂量激素治疗为主，诊断成立后我们立即将患者转到ICU去行血浆置换术了。不过血浆置换时也发生了些状况，患者出现了过敏性休克，全身出现大面积红色斑片皮疹，血压也下降了，我们立即予患者盐酸多巴胺针维持血压，予地塞米松针10 mg、葡萄糖酸钙针1 g静推抗过敏，予林格氏液500 mL快速静滴补充有效循环血量，同时予肾上腺素针微泵维持血压，暂停床边血浆置换（共置换1250 mL）。"

我听得胆战心惊，这可是两条人命啊，幸好ICU的医生们有强烈的责任心和高超的技术，不过下一步要怎么办呢？不治疗的话，患者原发病摆在这里也有危险；治疗呢，并发症的风险也不能不防。

小陈感慨道："为了这位患者我们可是多次全院会诊啊！第2次在ICU会诊时，我们钱院长出马，他认为血浆置换是治疗本病的唯一手段，但该患者存在过敏，若再次治疗，患者的过敏概率明显高于常人，要告知家属利弊，征得家属同意后继续血浆置换。在患者行血浆置换前，我们积极抗感染，做好4道预防措施，使用地塞米松10 mg，输血前半小时使用甲泼尼龙琥珀酸钠

（甲强龙），输血前5～10分钟使用氢化可的松200 mg，输血前使用盐酸异丙嗪（非那根）1支。如果患者再出现过敏性休克，则只能按照抢救处理。此外，对患者进行每日2次的血常规监测，动态观察血三系情况，建议每日静脉输入的液体量为2000～2500 mL，在输注血浆前需洗涤红细胞，使血色素提高到8 g左右。"

我说道："每一个疑难病例的诊断都凝结了很多医务人员的辛勤努力和智慧，我想在如此细心的照护下，患者终于好起来了吧？"

"是啊！经过细致治疗，患者后来未发生过敏性休克的意外，病情也缓慢地好转起来。在全力抗过敏的情况下我们为患者进行了4次血浆置换，患者神志转清，LDH回落，血小板上升接近正常，肝肾功能终于好转了。"

我问道："这样就算稳定了吧？患者还能继续妊娠吗？"

小陈说："从文献和这位患者发病的经过来看，我们考虑患者此次发病与妊娠密切相关，如继续妊娠病情极有可能反弹、恶化。我们建议患者在病情稳定后尽快终止妊娠。"

我叹道："妊娠对有些女人来说，真是一道鬼门关。怀孕才4个月，这时候只能放弃胎儿了。"

小陈说道："没想到患者本人继续妊娠的意愿很强烈，拒绝中止妊娠的要求，我们只好边用激素治疗边观察，幸运的是患者居然挺过来了，不过尿蛋白却增加了。后来患者的血小板终于恢复正常，体温也正常，神志恢复，最后可以出院，只是不能保证她不再犯病。"

感 悟

怀孕对大多数女性而言是很自然的事情，似乎没有什么风险，但是对于有内科基础疾病的女性来说，怀孕是个有风险的决定。本例中的患者怀孕前虽有基础疾病，但由于并无症状，故未予重视，未料想却在鬼门关上走了一遭。因此，孩子虽可爱，怀孕需谨慎；要想家幸福，先把病来治。

病例26

临床上我们总是习以为常地将一些体征当作诊断的重要依据，比如将心脏增大作为心衰的标志，将蜘蛛痣作为肝硬化的标志。当遇到一些无法解释的特殊临床表现时，我们只有通过谨慎分析，寻找蛛丝马迹，突破思维的禁锢，才能接近真相。今天给大家介绍一例最初被诊断为心衰和肝硬化，但最后让人大吃一惊的病例。

貌似心衰非心衰低氧血症从何而来
类肝硬化无硬化门脉高压如何演变

气短、水肿，貌似是心衰和肝硬化

真是心肺不分家，心内科经常要请呼吸科会诊，这不，心内科的杨医生打电话向我介绍了一位特殊的心衰患者。

患者40岁，男性，因双下肢水肿3年，活动后气短1年多入院。3年前患者于无明显诱因下出现双下肢轻度对称可凹性水肿，于当地医院查血常规，显示血小板轻度下降，查肝肾功能、白蛋白、凝血功能，均显示正常。此后患者间断复查，显示胆红素升高（总胆红素为59 μmol/L，直接胆红素为15.3μmol/L），白蛋白降低（24.8 g/L），凝血功能异常，凝血酶原时间（PT）16.2 s，活化部分凝血活酶时间（APTT）47.6 s。1年后，患者在外院查腹部CT，显示肝硬化并门脉高压，门静脉主干及其分支纤细，并管腔内血栓，周围海绵样变；超声心动图显示左室射血分数63%，全心增大。患者入院前1年出现活动后气短，爬4层楼即出现，坐位加重，平卧位减轻，双下肢水肿同前。1个月前患者活动后气短逐渐加重，爬1～2层楼、平地行走数百米即感气短，双下肢水肿加重，于当地医院间断静脉输注白蛋白、利尿剂后水肿明显缓解，但活动后气短仍进行性加重。为进一步诊治，患者遂来我院就诊。但发病以来患者饮食正常，睡眠不佳，每日1次黄色软便，尿量不少（每日1500 mL以上），体重下降约5 kg。

我问道："患者之前患过什么病吗？"

小杨说道："患者18岁体检时，医生说其肝大、脾大，但未行肝脾影像学及血液学检查；25岁时因外伤导致脾破裂，行脾切除术，但术后病理不详，术中曾输血；32岁时开始出现杵状指；3年前每年体检，肝功能、胆红素、血浆白蛋白及血小板均正常。"

我皱着眉头道："这倒奇怪了，既往史没什么特殊的，这位患者吸烟、嗜酒吗？"

小杨道："患者曾吸烟10年，每天20支，但是4年前已经戒掉了；饮酒不算严重，有20年，每月饮酒3次，每次500 mL白酒，目前已戒酒3年。另外患者也没有慢性肝病和心肌病的家族史。"

细致检查发现不寻常表现

我一听这患者的病情，就知道诊断起来不简单，于是约好时间来看看患者。初见发现患者面色晦暗，慢性肝病面容，全身皮肤黏膜及巩膜轻度黄染，面部、颈部、前胸可见数颗蜘蛛痣。这体征可是典型的肝硬化的表现。

小杨在一旁介绍道："你看这手指，像小棒槌（杵状指），这应该是长期缺氧所致吧。患者血压117/80 mmHg，心率80次/分，体温37.0 ℃，呼吸频率20次/分都还算正常，平卧体位，颈静脉无怒张，口唇紫绀。"

我问道："口唇紫绀？那不就是有呼吸衰竭吗？他手指血氧饱和度是多少？血气结果是多少？"

小杨答道："不吸氧的情况下是85%，动脉血氧分压（PaO_2）49 mmHg。"

我边听小杨介绍，边给患者做体检，患者双肺呼吸音清，未闻及明显干湿啰音；心律齐，各瓣膜听诊区未闻及杂音；肝脏不大，移动性浊音阴性；双下肢轻度可凹性水肿。但奇怪的是，当我让患者保持坐位时，患者似乎比平卧位时还气急，这不符合常规心衰的表现呀。于是我问患者："你觉得坐着舒服还是躺着舒服？"患者道："我觉得还是躺着更好受些。"

我觉得有些奇怪，于是和小杨一起去看患者的化验单，血常规显示血白细胞5.02×10^9/L，血红蛋白150 g/L，血小板85×10^9/L；尿常规、大便常规及潜血正常；肝功能显示白蛋白29 g/L，总胆红素49.7～68.0 μmol/L，直接胆红素10.2～26.3 μmol/L；血肌酐及电解质正常；凝血功能中PT 14.6 s，APTT 52.6 s，纤维蛋白原1.17 g/L；B型尿钠肽（BNP）74 ng/L，N末端B型尿钠肽前体（NT-proBNP）157 pg/mL；血沉7 mm/h，C-反应蛋白5.69 mg/L；肝炎病毒相关检查、EB病毒DNA测定、巨细胞病毒DNA测定均正常或为阴性；自身免疫相关检查包括抗核抗体、抗心磷脂抗体、狼疮抗凝物、抗可提取核抗原抗体（anti-ENA）、抗中性粒细胞胞浆抗体（ANCA）、自身免疫性肝炎相关抗体、血清免疫球蛋白定量、补体均正常或为阴性；肿瘤标志物包括甲胎蛋白、癌胚抗原、糖类抗原均正常；甲状腺功能、铜蓝蛋白均正常。

我对小杨说道："患者现在的化验结果似乎都还好，BNP正常应该可以排除心衰了，自身抗体一套检查结果均为阴性也可以排除自身免疫性疾病，肿瘤指标正常、铜蓝蛋白正常可以排除肿瘤和肝豆状核变性。另外我发现患者坐位时比平卧位时气急更厉害，让患者坐一会儿后做个立位血气吧。"

在小杨为患者做血气的时候，我继续看患者的检查结果。患者的心电图显示左室肥厚；心脏超声显示全心增大，左室舒张末期内径75 mm，右室横径45 mm，左房前后径55 mm，右房57 mm×55 mm，主肺动脉内径29 mm，下腔静脉内径13 mm，室间隔厚度8 mm，室壁运动未见异常，左室射血分数（LVEF）60%，E/A 1.1，二、三尖瓣轻度关闭不全，左室顺应性降低；肝胆胰脾肾超声显示肝回声增粗欠均，双肾实质回声稍增强，双肾囊肿，下腔静脉、肝内迂曲较细血管。

小杨走进来对我说道："结果出来了，卧位PaO_2为49 mmHg，立位PaO_2为38.8 mmHg。这倒有点奇怪，这不符合心衰的血气表现，你是怎么考虑的？"

总结病史，确诊为肝硬化，分析致病原因

我答道："现在我总结一下患者的病史特点，中年男性，突出临床表现为双下肢水肿及进行性加重的活动后气短；双下肢水肿通过静脉输注白蛋白及利尿剂可明显缓解，但气短持续存在；气短表现为坐位加重，平卧位却减轻。血气分析提示严重低氧血症，患者呼吸频率不快，存在杵状指，提示长期慢性低氧，而胸部CT提示双肺间质性改变。患者气短表现突出，外院及我院多次心超提示全心增大，需要警惕心力衰竭。但患者平卧时气短反而减轻，气短程度与下肢水肿程度不平行。患者尿量不少，体重无显著增加，且心脏左室、右室收缩功能均正常，入院查BNP显示正常，不支持心衰的诊断。外院为患者做的腹部CT提示肝硬化，体格检查发现有蜘蛛痣，实验室检查提示胆红素增高、血浆白蛋白降低、凝血异常，也都支持肝硬化的诊断。但肝硬化背后的病因却不清楚，这才是突破口。"

小杨说道："我现在有点晕，你这一口气说了那么多，我都跟不上了，我能分解几个问题吗？你认为患者肺部间质性改变该如何解释，和他的严重低氧血症有关吗？如果肺部病变不是低氧血症的原因，那么病因又是什么呢？"

我答道："这位患者可以确诊为肝硬化，而肝硬化患者由于灭活血管扩张因子的能力下降，引起肺内动静脉分流增加，导致低氧血症、气短，这叫作肝肺综合征，特点就是立位氧饱和度下降。患者胸部CT的影像学改变其实是双侧胸膜下血管影明显增粗、增多，部分融合成网格状、片状影，这些表现也符合肝肺综合征的影像学改变。"

小杨问道："有什么检查可以证实是肝肺综合征呢？"

我说道："有几种影像学办法可以证实这一点，第1种办法是做核素扫描，显像提示双肺多发片状放射性缺损区；第2种办法是利用对比增强超声心动图，自外周静脉注入含气泡的氯化钠溶液，经过5个心动周期，气泡由右心进入左心也提示肺内分流。这两种办法在我们医院因条件受限做不了，但还有

第3种办法，若肺动脉造影提示肺小动脉分支增宽，肺静脉提前显影，肺动－静显影时间明显缩短，肺静脉主干增宽，则提示肺内动－静脉分流。总之当患者存在肝脏疾病，呼吸空气条件下氧分压<80 mmHg或肺泡－动脉氧分压梯度≥15 mmHg，且有肺内分流证据时，可以诊断为肝肺综合征。"

小杨问道："患者心脏增大的原因是什么呢？"

我说道："严重肝病导致扩血管物质在肝脏的清除受阻，引起多部位血管扩张，在皮肤上表现为肝掌和蜘蛛痣。体循环血管扩张使心脏射血阻力降低，左心室后负荷下降；肺血管扩张导致肺动脉与肺静脉间的肺内分流，出现体循环高动力状态。以上就是患者心脏增大的原因。"

小杨继续问道："这肝硬化能确诊吗？原因是什么？"

我答道："通常我们见到的肝硬化多为乙肝所致，这种肝硬化患者的肝脏体积较小；其次常见的是心衰后淤血性肝硬化，这种肝硬化患者的肝脏初期体积变大。但这两者在本患者身上都可以排除，但至于本患者肝硬化的具体原因，还有待于进一步检查。"

全院会诊，得出最终结论

过了几天，全院针对本病进行讨论，小杨首先汇报了患者后续的一些检查结果，首先是腹部CT＋门脉重建提示门静脉及其肝内分支、脾静脉未见显示；肠系膜静脉经侧支静脉汇入左肾静脉，下腔静脉及其分支、双肾静脉增粗；胃左静脉迂曲增粗，经胃周迂曲血管团，与左肾静脉相通；食道下段、胃周、腹腔多发迂曲血管影；肝形态不规则，考虑是肝硬化；肝内、双肾多发囊肿；胆囊及脾脏未见明确显示。间接门静脉造影提示符合门脉高压症。此外，患者的肝穿刺病理报告显示小条肝组织，大部分区域肝索排列拥挤，肝细胞肿胀，可见点状坏死，肝细胞性胆汁淤积，汇管区淋巴细胞浸润。

小杨接着汇报道："我们完善了患者的右心漂浮导管测量检查，结果显示心输出量显著升高，体循环和肺血管阻力明显降低，肺动脉压力18/8 mmHg，肺动脉嵌顿压8 mmHg，右房压力0～1 mmHg，上腔静脉压力47.6 mmHg，右室压力52.6 mmHg，符合高动力循环表现。接下来请消化科吕主任分析一下患者肝硬化的原因。"

吕主任说道："正如前面分析的，乙肝后肝硬化和淤血性肝硬化是可以排除的，肝脏活检也显示缺乏肝硬化的病理改变。患者门脉系统异常，尤其门脉肝内分支未见显示、胃底静脉曲张符合门脉高压表现，这应该是一种门脉血管畸形。不过这种情况以前还没遇到过，还是要请我们的楚院长来分析一下。"

楚院长说道："要认识这种病，首先要从解剖上了解下门静脉系统。门静脉系统由肠系膜上静脉和脾静脉汇合而成，门静脉在肝内分成左、右门静脉，在肝窦部门静脉和肝动脉血流混合，然后通过3条肝静脉回流至下腔静脉。来自脾脏、胰腺、胆囊以及消化道的血流，通过门静脉回流入肝，门静脉提供了75%的肝脏血流和50%的氧输送量。"

吕主任问道："那CT怎么会未显示门静脉？"

楚院长说道："这先天性门脉系统与腔静脉系统分流畸形叫Abernethy综合征，是在1793年由英国外科医生Abernethy首先报道的。这种病的患者门脉可缺如或者部分缺如，脾静脉、肠系膜静脉直接汇入下腔静脉，肝脏仅通过侧支供血，可造成肝功能异常、门脉高压、肝肺综合征、左心室扩大，可合并肝脏肿瘤或其他畸形。本病分两型，Ⅰ型门脉完全缺如，女性多见，根据脾静脉和肠系膜静脉不汇合或汇合分为Ⅰa型和Ⅰb型；Ⅱ型为门脉部分缺如，脾静脉通过侧支分流与下腔静脉沟通。因本病而造成肝功能异常和门脉高压者，Ⅱ型患者可考虑将门脉和下腔静脉的侧支分流结扎或栓塞，Ⅰ型患者则只能进行肝脏移植。"

吕主任问道："患者曾经接受过脾切除手术，这个病史与现在的诊断有什么关系吗？"

楚院长说："对有脾切除病史的患者，需要警惕由脾静脉血栓机化再通导致的门静脉海绵样变。但本患者肝内门脉未见显示，在脾切除术前已有脾大的表现，因此更倾向于是先天性病变。"

感 悟

　　一个复杂的病例，从初诊为心衰，到考虑为肝硬化，但后来又发现为非典型肝硬化，进一步检查明确为特殊的肝脏血管异常疾病。在临床上，诊断过程如此曲折的病例其实不少。临床医学的挑战和成就感就在于虽历经困难，但最后能明确诊断的这一复杂过程。

病例 27

虽然我读的是神经内科的研究生，但是毕业后却被分配到了急诊科。急诊科和神经内科的工作状态真是天壤之别。在神经内科分析一个病例，先定位、再定性，而在急诊科却没有时间来细细琢磨，必须在快速稳定患者生命体征的同时迅速进行鉴别和诊断。有人形容病房思维是"定点清除"，而急诊思维就像"地毯式轰炸"，当然"地毯式轰炸"也不无弊病，一方面会伤及无辜，另一方面还会偏离目标，所以急诊科可以算得上是误诊、漏诊的"重灾区"。

牙痛病不在牙却要人命
晕厥根在血管情势危急

接收牙痛患者，貌似轻症

我们医院的急诊科由4个区域构成，分别是抢救室、急诊诊间、观察病房、急诊重症监护室（EICU）。抢救室和EICU接收重症患者，急诊诊间处置轻症患者，而不轻不重、一时无法定夺的患者经常留置在观察病房。观察病房里没有EICU和抢救室那样的"全副武装"，没有全程心电监护和满天飞的病危通知，所以家属常常对病情不以为意，夜班医生也常常以为这里的病情稳定，但貌似稳定的地方往往就埋藏着"定时炸弹"。

我是一位急诊科医生，一天上夜班我和小赵交接班，小赵将我带到一位正捂着右腮帮的老年男性患者身边开始介绍道："这是位牙痛患者，68岁，今天上午9时开始出现牙痛，位于右下颌位置，疼痛了2小时才到我院，于口腔科就诊。口腔科医生诊查后并未发现异常情况，也排除了三叉神经痛，本想就开些止痛药让患者回家休息和观察，但这位患者说疼痛很剧烈，要求住院，于是联系了我住进急诊观察病房。"

我好奇道："什么样的牙痛会这么厉害！用了止痛药有没有好些呢？"

小赵说："患者服用了止痛片，疼痛虽有好转，但没消失。就在刚才，患者入院8小时后出现晕厥1次，突发双眼上翻，牙关紧闭，皮肤出冷汗，持续约20秒钟后意识恢复，现在你来了就归你处理了。"

诊断与表现不符，心生疑惑

我看看病历上写的"急性牙周炎"，再看看患者，顿时一头雾水，一位牙周炎患者怎么和晕厥联系起来了呢？我想到平时老主任告诉我的"只要遇到了晕厥的患者就要严阵以待"，于是立即将患者转抢救室，给予心电图、颅脑CT检查，并请神经内科会诊。患者的心电图显示窦性心动过速，ST-T段轻度压低，Q-T间期延长，P波双峰；头颅CT显示两侧脑室旁、基底节区腔隙灶，老年脑改变。

神经内科的裘医生看过患者后也百思不得其解，对我说道："这位患者既往没有晕厥病史，这一次是首次发作，根据头颅CT的结果我考虑是后循环缺血，继发性癫痫发作，你们准备一下，将患者转入神经内科进一步治疗吧。"

病情急转直下，抢救无效死亡

我于是去整理患者的资料为转科做准备，突然护士冲进办公室急促地说道："医生快去看看，患者突然间血压直线下降，最低63/41 mmHg，还伴呕吐1次。"我心中暗叫不妙，跟着护士冲了过去，见患者全身大汗，心率快，120～130次/分，但是没有呼吸困难，氧合尚可。于是我组织护士展开抢救，迅速补液扩容、升压药物维持，同时打电话给心内科、消化科请求急会诊，为患者查急诊凝血功能、急诊心肌酶、急诊生化、急诊血肌钙蛋白T（TnT）、急诊血常规5项+CRP、血浆乳酸、淀粉酶、床边胸片，均无阳性发现。

消化科万医生到场了解完病情后，询问了患者及家属相关情况并为患者查了体，之后回到我身边说道："患者没有上消化道疾病史，无服用非甾体消炎药物史，无呕血、黑便症状，血红蛋白也不低，不支持消化道出血导致休克的诊断。"

心内科邱医生看完患者后也来到护士台，对我说："患者既往有高血压病史，出现低血压合并晕厥，我首先考虑是低血容量性休克，最常见的原因是冠心病心肌梗死。但是患者的心电图、心肌酶、BNP的检查结果都不支持急性冠脉综合征合并心源性休克的诊断，另外D-二聚体不高，也不支持肺栓塞的诊断。"

这时从EICU赶来会诊的吴主任的一句话提醒了大家："患者牙齿经检查没有异常，却有如此剧烈的疼痛，最大的可能是心源性牙痛，遇上这类牙痛不仅要关注心脏，还要考虑大血管，特别是要排除夹层动脉瘤。接下来赶快安排患者去做心超和主动脉的CT血管造影术。"

大伙听完后迅速行动起来，很快患者的床边心包超声提示中等量心包积液，我们于是立刻联系相关医生为患者做急诊主动脉CTA，此时已是晚上11时，因为CTA需专业医生操作并三维重建，放射科医生连夜从家里赶到医院。最后CT造影结果显示主动脉夹层（A型）。我们立即通知心脏外科医生，并与家属谈话准备手术，但患者突发心脏停止跳动，经抢救无效死亡。

疑问重重，反思问题所在

面对着CT造影的结果以及患者最后的结局，大家在惋惜之余也不禁一身冷汗，患者自始至终没有胸痛的症状，面对一位牙痛患者如何能想到是主动脉夹层呢？总不至于每位牙痛患者都要用CT造影来排查吧！大伙得知真相后，发出一阵阵"不可思议、太疑难"的感叹。

我走到吴主任身边对她竖起了大拇指，并说道："吴主任，你可真神啊！你是怎么考虑到主动脉夹层的呢？我们有什么要反思的地方吗？"

吴主任笑道："需要反思的地方很多，首先口腔科医生在没有专科阳性发现的情况下，轻易打上牙周炎的诊断实属不妥。口腔科医生应该记得，引起牙痛的原因包括牙源性原因和非牙源性原因。非牙源性牙痛包括由上颌窦、颞下颌关节、眼、耳、鼻、唾液腺等邻近器官病变所引起的牙痛，由神经性疼痛如三叉神经痛、蝶腭神经痛、舌咽神经痛引起的牙痛，由全身性疾病如糖尿病、心脏病、癔症等引起的牙痛。一般来说，非牙源性牙痛有临床特点，如自发性牙痛，但对冷热刺激不敏感；区域性牙痛，不会累及全口腔；持续性、周期性牙痛，且性质不变。特别是在临床检查未能发现病灶牙，常规牙科治疗不能缓解疼痛时，应注意是否为非牙源性牙痛。"

我赞叹道："吴主任真是见多识广，说起道理来一套一套的。那么你是怎么考虑到心源性牙痛的呢？"

吴主任认真地说道："在非牙源性牙痛中，最凶险的就是心源性牙痛，往往危及生命，本例患者最终也不幸死亡。心源性牙痛的特点是牙痛症状与口腔检查不符，多在激烈运动或劳累后发生；疼痛对刺激不敏感，呈周期性；疼痛可向肩背、手臂放射，可见于心肌缺血、心绞痛、主动脉夹层等疾病。"

我叹道："是啊，俗话说得好，'牙痛不是病，痛起来要人命'，没想到一语成谶。还好患者自己要求留在医院观察，不然我们的责任可就大了。"

吴主任表情认真地说道："我们急诊观察病房的医生轻信口腔科的首诊诊断，不假思索地按照口腔科的诊疗思路来处置，也属不妥。急诊思维和专科思维不同，必须首先排除致命性和对诊治时机要求高的急症，如急性心梗、主动脉夹层、肺栓塞、急腹症、脑血管意外等。你可知道司法上有'疑罪从无'的原则，指的是当犯罪证据不确实、不充分时不予定罪。在急诊实践中则不同，应该是'疑病从有'，对任何可能危及生命的严重疾病，一定要重点排查，直至明确诊断。"

我说道："这的确与我们经验不足有关，更重要的是患者临床表现不典型，其始终没有胸痛症状，所以我们麻痹大意了。"

吴主任说道："今天给你补补课，主动脉夹层除了有剧烈胸痛的症状，还有许多其他系统的症状。因主动脉供血区域广泛，根据夹层的累及范围不同，表现也不尽相同。其他的情况还有周围动脉搏动消失，左侧喉返神经受压时可出现声带麻痹，夹层穿透气管和食管时可出现咯血和呕血，夹层压迫上腔静脉时可出现上腔静脉综合征，压迫气管时可出现呼吸困难，压迫颈胸神经节时可出现 Horner 综合征，压迫肺动脉时可出现肺栓塞体征，夹层累及肠系膜和肾动脉时可引起肠麻痹乃至坏死和肾梗死等体征。胸腔积液也是主动脉夹层的一种常见体征，多出现于左侧。如果患者缺少胸痛这个主要症状，而以其他系统症状为主要表现，极易被误诊。"

我越听表情越夸张："我的天呀，有这么多表现，陷阱真是太多了！临床医生真是既要有扎实的知识，又要善于观察和快速判断。由于急诊科的患者病情常常很复杂，涉及其他专科的会诊也很多，但我发现其他专科也是只管自己专科的事情，不能整体把握病情，就像最早请神经内科会诊，神经内科考虑是后循环缺血，但这其实是个假象。"

吴主任点头道："还是没有对患者病情做到总体把握，一位平时还有高血压的患者突然出现低血压本身就很诡异，患者第一次出现晕厥时头颅CT所显示的颅内腔隙灶其实是低血压的结果，这个时候应该要与其他系统疾病引起的全脑低灌注进而导致的一过性意识障碍区别开来。这就要求专科医生不但要有精湛的专科知识，还要有扎实且全面的内科基础。"

感 悟

所谓"失败乃成功之母"，在经历了这一例给大家留下深刻印象的病例后，我们后来又遇到了一例类似的病例，这一次我们对患者进行了及时地处理，明确诊断后为患者进行了手术，患者的生命得以挽救。希望看过这个病例的同道也能从中得到启发和警示，不要让抢救时间从我们手中溜走。

（陈子晞）

病例28

鉴别心血管急症一直是急诊科的重中之重,因为心血管急症起病急、进展快,一旦被误诊,不仅延误救治时机,而且常常危及生命。所以若是在急诊科接诊了有胸部症状特别是胸痛的患者,往往在急诊科医生心中就拉响了警报,一系列鉴别心血管急症的诊查将会快速进行。但是,心血管急症患者若以其他部位症状为首发症状,往往极易被误诊并导致严重后果。

腹痛疲乏危在旦夕
心脏骤停抢救无效

我和同事们经常会接到医务科打来的要求解释情况的电话,这不,莫医生前不久遇到了一位重症患者,经抢救无效死亡,家属要求给个说法。医务科的董科长先向当天值班的医生了解情况。

小莫首先描述了当天他接诊时的情况,那天夜里小莫已经工作了6小时,看了接近60位患者,接近下班时间时他已经疲惫不堪。晚上10时,来了一位40多岁的壮年男性,患者自诉发烧、肚子痛4天,昨天在其他医院就诊过了,打了点滴也没好。

董科长问:"你当时觉得患者的状态如何?"

小莫说:"虽然发热患者会有些倦怠的情况,但我发现患者精神状态极差,且双手捂着中上腹。"

董科长问:"患者以往的身体情况如何?"

小莫说:"患者是位体力劳动者,平时身体状况很好,没有什么慢性病,这一次发病也没有胸痛、胸闷和呼吸困难的表现。"

董科长问:"你为患者体检了吗?发现什么异常情况了吗?"

小莫说:"我是一边问病史一边查体的,发现患者的心率很快,130次/分,腹部平软，没有压痛和肿块。"

董科长问："患者之前在其他医院的化验结果如何？有什么异常的指标吗？"

小莫答道："患者前一天在外院的血常规提示白细胞总数略高于正常，但没有完成其他辅助检查。"

董科长问道："你当时考虑是什么病？给患者做了什么检查？"

小莫答："由于患者肚子痛的症状位于剑突下，我当时脑中一闪——会不会是胆系感染？所以我开出一系列的化验和上腹部超声检查。"

"后来情况如何呢？"

"正当患者准备走时，我发现他走起路来摇摇晃晃，于是我下意识感觉这位患者病得不轻，立即拦住患者，马上用监护仪的血压计给他测量血压，只有 67/45 mmHg！"

董科长一听："哦？如此低的血压，怪不得走路不稳，你们马上就为患者做心电图了吧。"

"是的，我们立即将患者收入抢救室进行心电监护，心电监护的结果让在场的医务人员都惊呆了，是短阵频发的宽 QRS 波形！"

董科长倒吸一口凉气："那不就是室性心动过速！但患者却没有任何胸闷、心悸、胸痛的主诉。你们接下来是如何处理的？有告知他的家属吗？"

小莫说："我们立即为患者进行了抗心律失常、抗休克的治疗，先稳定生命体征，之后马上告知其家属患者病情危重，但患者妻子还十分不解，对我们说，'不就是胃肠不好，为什么大动干戈？'"

董科长叹道："很多家属不知道基本的医学常识也就罢了，对医生的病情告知也不重视，出了事情却反过来责怪医生。唉！现在的医生也难做啊！患者后来的情况如何？"

小莫也叹口气："经过一系列血液检查，我们发现患者心肌酶谱显著升高，此外胸片提示肺门渗出，我们临床确诊为暴发性心肌炎，再次告知家属患者病情危重，而此时患者妻子居然回家拿生活用品去了！结果还未等她返院，患者心跳骤停，我们对其进行心肺复苏。到了次日凌晨0时30分，患者死亡，距离我接诊这位患者才过了不到3小时。"

董科长听完，摆了摆手："对于重症患者来说，若没有及时就诊，真是转眼阴阳相隔，也可怜患者家属如此悲痛。不过好在你们的处置还算得当。"

小莫说："是的，这段时间每当我想起这位患者，都不禁背脊一阵阵发凉，如果当初让他自行在医院各个辅助科室间奔走，必然会在检查期间出现晕厥甚至死亡。患者到医院就诊后出现病情加重，医生又没有充分告知，一场医患纠纷势必无法避免。"

董科长疑惑道："最近我还听说兄弟医院也有类似的病例发生，这病毒性心肌炎咋这么厉害呢？由于本病极其凶险，现在各大医院可谓谈之色变。"

小莫道："病毒性心肌炎与肠道病毒感染有关，其流行情况不太清楚，加之其临床表现多种多样，所以常常会被误诊、漏诊。暴发性心肌炎是病毒性心肌炎中最危重的类型，其发病迅速，若不及时治疗，死亡率高达70%～80%。例如这位患者以胃肠道症状为首发症状，在别的医院就诊时就一直被当成胃肠炎来处理。等到来我院时已晚，患者已出现恶性心律失常甚至猝死，这时医生措手不及，家属也无法理解。"

董科长说："那么你觉得对于以腹痛为首发症状的暴发性心肌炎，我们是不是就无计可施了呢？"

小莫说道："那也未必，首先作为急诊科医生，必须牢记教训，对胃肠型感冒的诊断要慎之又慎，对于同时存在消化道症状和胸部症状的患者，要时刻警惕此病的可能，及时对患者进行心电图及心肌酶谱的检查。此外，对于腹痛患者，如果患者腹部体征为阴性，应用胃肠解痉药物无效时，要拓宽思路，不要局限于消化系统疾病，对于重要脏器疾病如心血管疾病要进行重点鉴别。"

感 悟

逝者已逝，来者可追。自体外肺膜氧合（ECMO）问世以来，暴发性心肌炎已不再是绝症，我院每年也会救治多位该病患者。问题的核心还是在于要在早期就识别出这样的患者，除了低血压、窦性心动过速是诊断的关键线索外，听诊也可发现心音遥远、奔马律及外周低灌注体征，这些都有助于锁定心源性休克。愿更多的暴发性心肌炎患者因得到及时诊治而重获新生。

（陈子晞）

病例29

临床工作中有流程亦有章法，特别是在急诊的情况下，什么样的检查先做，什么样的检查后做，遇到什么样的情况该如何处理，都是有一套规范的。我们在日常工作中应该认真执行这些规范、章程，以尽可能地减少误诊、漏诊。

昏迷切莫忘记测血糖
急诊流程须严格执行

120救护车可以说是急诊室的座上宾，每次尖利的警报声，都牵动着抢救室里每位医生、护士的心。

在一个寒冷的冬天，又一辆救护车呼啸而至，随车的120医生和护工急匆匆地拉进来一位患者。

"昏迷、抽搐3小时。"120医生边转运患者边交接病情。

冬季的抢救室里人满为患，高年资的护士忙得抽不开身，一位年轻的预检护士负责分诊。

"挂急诊神经内科吧。"

不一会儿，神经内科的值班医生赶到抢救室。患者为老年女性，昏迷伴四肢强直，双侧瞳孔等大、等圆，直径3 mm，光反应迟钝，没有发热，心率、血压、血氧饱和度等生命体征尚在正常范围内。患者有高血压病史，无其他病史，无中毒史。患者家属急得像热锅上的蚂蚁。

"医生，快救救我妈。"

"应该是癫痫持续状态，安定针10 mg静脉注射！"

护士迅速执行了医嘱，但是患者症状并未缓解，仍然昏迷伴四肢强直。

"安定针维持，准备进行头颅影像学检查！"

神经内科医生迅速下达了病危通知，告知家属患者可能为脑血管意外，要进行头颅影像学检查。危重患者转运做检查可是个艰巨的任务，普通患者的话我们推个轮椅就可以了，但是危重患者需要心电监护和持续供氧，我们还要准备药物及呼吸皮囊等抢救器材，以备转运途中患者病情发生变化时可以就地抢救。移床过程（即将患者搬运至CT检查床）更是险象环生，众多的管路和线材，一不当心就会脱落，还有患者岌岌可危的病情，更是转运医护心头的重担。

终于顺利地为患者做完了头颅CT，结果未见异常，排除了脑出血，可是患者的肌强直还是没有缓解，还得进一步做头颅MRI+磁共振扩散加权成像（DWI）检查，一行人马上送患者至磁共振室，再次将患者艰难地送上了检查床。

看着磁共振影像学结果，神经内科医生说不出是喜还是忧，患者没有脑梗死的磁共振表现，但四肢依旧强直。面对气喘吁吁、满心焦急的家属，该如何交代？

这时，值班手机响了起来，手机另一头传来护士焦急的声音，"快把患者推回抢救室，急诊化验室报告该患者危急值，血糖为2.1 mmol/L！"

竟然是低血糖昏迷！

将患者推回抢救室的时候，高渗葡萄糖针已经准备好了，大剂量安定无法缓解的肌强直，在高渗葡萄糖的作用下很快消失，患者意识也开始恢复。

"接诊昏迷患者应当按常规进行床边血糖测定"，高年资的护士对接诊护士说道，"这样能很快鉴别出3个昏迷病因，一个是低血糖昏迷，还有就是高渗性昏迷与糖尿病酮症酸中毒，这比推着患者辗转在CT室与磁共振室之间要快速、简便得多。"

低血糖昏迷的常见症状以中枢神经系统症状为主，常为意识障碍，昏迷较多见，也可表现为癫痫样发作，还可以精神异常形式出现。我在抢救室就曾接诊过这样一位患者，患者上班期间突然出现精神异常，胡言乱语、辱骂同事并有攻击行为，同事报警，民警认为患者有精神疾病，呼叫120，建议送市精神病院。所幸120医生没有听从民警建议，而是转送综合性医院，最后患者被确诊为低血糖导致的精神障碍，经过抢救，患者的精神异常很快消失。

患者精神恢复后才说出自己患有糖尿病，长期使用胰岛素，当天打完胰岛素后赶着上班，没吃多少早餐，结果导致低血糖发作。

感 悟

目前临床专科越分越细，专业水平也越来越高，但是这也产生另一弊病，就是常常容易忽略其他系统疾病的鉴别，从而导致误诊、漏诊。特别是风湿、内分泌功能紊乱一类的全身性疾病，本身没有特异性的症状表现，但可累及全身多脏器，特别容易被误诊。在我实习的附属医院，曾经有一位因甲减危象导致意识障碍的患者，在神经内科病房住院多日，历经头颅CT、MRI、腰椎穿刺术（腰穿）、脑电图等多项检查而不知其所患为何病。

（陈子晞）

病例 30

一台手术的成功与否不仅仅在于手术本身，还在于围手术期的监测和处理，特别是术后感染，能否及时发现感染灶并进行针对性地治疗，有时甚至决定了患者的预后走向。如何解释化验结果？如何根据检查结果预知病情的发展？都是在我们不断吸取教训的过程中要逐步解决的问题。

术后反复发热问题并不在肺
痰尿培养细菌病灶究竟在哪

直肠癌术后，患者为何反复发热？

手术治疗通常是很多疾病的首选方案，但是手术后的并发症却往往很棘手。有一天普外科的周医生给我打来电话："我们这里有位直肠癌术后的患者，这几天反复高热，拍过胸部CT，我们考虑是肺炎。"这样的患者当然要赶紧去看，于是我立刻前往普外科。

患者是一位81岁的男性，因便血1个多月入院，结肠镜显示直肠占位。1周前患者在全身麻醉下行腹腔镜辅助直肠癌根治术＋回肠造瘘术，直肠肿块下缘位于盆底腹膜返折下方2 cm处，盆腔、腹壁未见明显转移灶。手术还算顺利，术中出血约100 mL，术后第2天患者肛门已排气，肛管旁较多粪液渗出，第3天给患者拔除了肛管。但是术后第4天上午患者却突发便血，表现为大量血块，量约500 mL，咳嗽之后左侧盆腔双套管内出现血性液体，量约200 mL，不过患者没有明显腹痛、腹胀。肛门指诊时于患者肛上4 cm可及吻合口，肛门镜下见吻合口一圈完整，右侧局部可见坏死黏膜，未见活动性出血，直肠内未见明显积血，给予患者止血、补液和升压治疗后患者情况好转。

我问道："患者是什么时候开始发热的？什么时候开始有呼吸道症状的？"

周医生答道:"术后第4天患者开始咳黄色脓痰,我们考虑是肺部感染,将痰送检进行痰培养,给予患者拉氧头孢钠抗感染。术后第5天患者开始发热,最高体温37.7℃,体格检查显示双下肺有细湿啰音,血白细胞8.4×10⁹/L,中性粒细胞71.8%,C-反应蛋白49 mg/L,我们考虑是肺部感染没有控制好,于是改用美洛西林钠舒巴坦钠抗感染。"

我说道:"从现在的结果看,似乎肺部感染不算严重,患者高龄,以往有长期吸烟史,又经历了这么大的手术,存在发生肺部感染的可能,但通常并不严重,患者后来又怎么样啦?"

周医生说:"一开始我们也这么想,但是后来的发展超乎我们的预期,术后第6天患者夜间体温最高38.6℃,伴畏寒、尿频、尿急、尿痛,但没有腹痛。患者的左下腹盆腔双套管通畅,24小时只引出25 mL稀薄的淡血性液体,腹部平软,下腹部只有轻微压痛。"

会诊后给出折中意见

我问道:"你们是怎么考虑患者发热原因的呢?因为现在患者的症状既有呼吸道的也有泌尿道的,况且还不能排除切口感染。"

周医生说:"当时我们也在考虑感染部位在哪里。首先患者术后采取颈内静脉置管高营养支持,若因此出现导管感染,也通常是在手术1周以后,不过我们为了保险起见已经拔除深静脉置管,并做了导管培养和血培养;其次是肺部感染,患者有咳嗽、咳黄色黏痰的症状,听诊闻下肺有细湿啰音,所以不排除肺部感染,行痰培养和胸部CT;再次是直肠癌术后吻合口漏可出现感染发热,但吻合口漏多合并下腹部压痛、腹胀,盆腔双套管可有混浊液体或粪性液体引出,该患者无此表现;最后是尿路感染,该患者有尿频、尿急、尿痛症状,我们考虑是尿路感染,行尿常规培养。在使用美洛西林钠舒巴坦钠的情况下患者仍有发热,我们考虑可能是耐药菌感染,所以换用亚胺培南西司他丁钠(泰能)1.0 g静滴每8小时1次加强抗感染。"

我问道："这些检查的结果如何？"

周医生答道："患者术后第 7 天，痰培养的结果显示有大量肺炎克雷伯菌，而且对药敏试验的所有药物包括碳青霉烯类均耐药；尿常规显示无脓球，表明患者暂时没有尿路感染，我们咨询相关感染专家后，给予患者替加环素 100 mg 静滴每日 2 次，联合美罗培南 500 mg 静滴每 8 小时 1 次抗感染。今天是患者术后第 8 天，胸部 CT 结果也回来了，我想请你看一下是不是肺部感染。"

我打开电脑，患者的胸部 CT 上显示两上肺纤维化，两侧胸膜增厚，左侧胸腔少量积液。从影像上看不符合肺炎表现，但患者的确有咯痰的症状且痰培养结果提示有大量肺炎克雷伯菌，这如何解释？我觉得其中必有蹊跷，于是给了个折中的建议："首先我认为患者的感染部位并不是肺部，因为影像上不符合，可能还要从手术切口附近再找找原因，当然由于肺炎克雷伯菌对现有的抗菌药物均有耐药性，所以只能加大美罗培南的剂量，同时合用替加环素试试看了。"

终于找到术后发热原因

这次会诊结束后，我心里仍放不下这位患者，总觉得有些不安，于是过了 3 天，我打电话给周医生了解患者情况。周医生说："你会诊的当天，我们就于急诊手术室对患者行经肛门探查术，术中见吻合口无明显出血，直肠左侧残角出血，呈速度较快渗血，我们予出血部位间断可吸收缝线缝扎，反复观察见出血停止，无活动性出血。患者无明显不适，术中及术后输注红细胞悬液 4 单位。我们也按你说的方案用药，但是术后第 12 天中午，患者再度畏寒、寒战、发热（体温最高 39.2 ℃），伴腹胀、有尿意、排尿不畅，血常规显示白细胞 21.1×10⁹/L，中性粒细胞 95.9%，C-反应蛋白＞160 mg/L，降钙素原 0.96 ng/mL。患者洁尿培养的结果也出来了，也是有耐药的肺炎克雷伯菌。"

我一听，更加奇怪了，怎么会同时有两个部位感染呢，而且还是同种细菌？加上患者有畏冷、高热、降钙素原增高的表现，这难道是脓毒症吗？这预后肯定不好呀！

我急切地问道："那现在患者怎么样啦？"

周医生说："患者昨天下午出现恶心、呕吐2次，尿量少，于下午3时突发心率增快，达150～180次/分，血压最低60/40 mmHg，有休克征象，超声提示腹腔少许积液，肠间隙少许积液（宽约3 cm）。我们给予患者林格氏液、羟乙基淀粉等液体，同时微泵输注盐酸多巴胺、重酒石酸间羟胺（阿拉明）。待患者病情稳定后，我们检查其左下腹原盆腔双套管皮肤，发现戳孔可见敷料渗出。肛门镜检查见患者直肠内约有15 mL黄褐色稠厚混浊液体，擦拭后可见左侧直肠残角缝合间隙有混浊液体渗出，所以我们考虑是骶前感染，将脓液送细菌培养。肛门镜下探查可见患者直肠后方有一间隙，在此间隙内我们为患者置管1根，同时直肠内置入双套管1根，给予患者生理盐水持续冲洗加负压引流。"

听完周医生的介绍后我明白了，原来患者的确是直肠切口部位再次感染了，于是我又前去探视患者。这已是术后第13天，患者上午体温正常，昨日尿量1700 mL，仍咳嗽、咳黄褐色黏稠痰，生命体征平稳，骶前双套管引流通畅，冲洗液淡红色略混浊。术后第14天，患者脓液的细菌培养结果也出来了，还是有全部耐药的肺炎克雷伯菌。后来这位患者由于感染很重，所以送去ICU抢救了。

又过了1个月，我再次遇到周医生，问起这位患者的情况，周医生说："患者由于病情太重，后来出现多脏器功能衰竭，抢救无效后过世了。但我始终有些困惑，为什么腹腔感染的患者却首先表现出呼吸道和泌尿道感染的征象，且痰培养和尿培养均培养出同一株细菌，连耐药模式也一样呢？"

我解释道："肺炎克雷伯菌有一些突变体具有较强的侵袭性，由于手术部位感染后局部张力高，细菌能够穿透不完整的肠黏膜屏障进入血液中，并在呼吸道和泌尿道中黏附，这种高黏液表型的肺炎克雷伯菌毒力通常并不强，所以在刚开始痰培养出肺炎克雷伯菌时患者并没有发热的表现，但由于这种细菌又常常具有多重耐药性，因此使用抗生素常常无效。更重要的是我们没有在这个时候发现背后的真凶——局部切口感染，没有及时切开进行排脓，所以细菌一且持续入血，感染加重后治疗起来就非常棘手了。我也有个问题想问你，为什么你们曾经为患者做过一次急诊的肛门探查术，却没有发现问题呢？"

周医生叹了口气："现在吻合器的应用越来越普遍，虽说给我们的工作带来了方便，也节省了时间，但不同的吻合器由于构造的不同，导致我们在观察和引流脓液时会有一些不便，简单点说就是我们当时的确没看到脓液，但可能就是在我们缝线的吻合器间隙处化脓了。现在回过头来看，当时不应该抱有侥幸心理，切口还是要充分暴露才对。"

感 悟

在任何感染性疾病的治疗中，找到感染部位其实是最重要的，另外也要对不同细菌的特点有所了解，这样才不会出现"头痛医头，脚痛医脚"的情况。我们在判断感染部位时也不能只看症状和培养结果，也要综合患者的整体情况，包括对影像学资料进行综合分析。我正是依据这样的原则，坚持认为主要问题并不是肺部感染，而是术后切口感染。同样这个病例也提醒外科医生，手术本身的成功不能算真正的成功，做好围手术期的管理让患者顺利康复才是真正的成功。

第四篇

解读检查结果，你的基础够吗？

年轻医生总是喜欢挑战一些疑难病例，这当然是件好事。但是要能诊断疑难病例，这可不是一蹴而就的，不仅需要在常年的临床实践中扎扎实实地积累每一个病例，而且需要有扎实的基本功，包括掌握解剖、病理、病理生理、药理等一系列的基础知识。接下来的故事将会告诉你如何在实际工作中应用这些基础知识以及如何解读检查结果，从而更好地做出诊断。

病例31

很多年轻医生一遇到一些按常规方法治疗但效果却不好的病就头痛，动不动就说"这是疑难病，我这儿解决不了，你到大医院看吧"。我觉得这种现象产生的原因有两个：一是以前没有见过，一旦你见过了就会有印象，而这种印象再通过你的组织和整理就成为了你的经验和财富；二是没有按照诊疗常规去做事，没有养成学习和看书的习惯，因为其实很多书（如《西氏内科学》）中都很有条理地告诉了你处理的流程。下面的病例是我亲眼见到的由年轻医生明确诊断的一种少见病的病例，这一次让我对那些年轻医生刮目相看。

顽固性低钾越补越低问题出在哪
针对性检查找出病因解决真简单

顽固低钾原因何在？

这是一次例行查房，小戴是一位刚从省城某大医院内分泌科进修回来的女医生，病史是由住院医生徐医生汇报的。患者是一位60多岁的女性，由于反复乏力2年就诊，主要的化验结果显示低钾血症。患者曾经在其他医院通过补充氯化钾进行治疗，似乎效果不理想，出院后患者间断口服氯化钾缓释片（补达秀），但现在依然四肢无力、低血钾。

我问："患者的甲状腺功能怎么样？"

徐医生答："正常。"

我问："血气有没有做？"

徐医生说："没有，我马上去做。"

其实在大家心里，这不过是一位简单的低钾血症患者。

从尿常规结果发现端倪

戴医生一边听徐医生的汇报一边翻看患者病历，我看到她若有所思，就问："小戴，你发现了什么问题？"

小戴说："这位患者看起来不简单，你看她的尿常规。"

我看了看说："这些指标好像都很好啊，没什么问题。"

小戴说："不，患者的尿液中白细胞和蛋白均在正常范围内，但是酸碱度却有7.5，这是碱性尿，正常人尿液的酸碱度一般在5.0～6.5，所以我想她的低钾血症是由肾脏病变引起的。"

接着她问起患者："你还有什么地方不舒服吗？"

患者说道："唉！我就是没力气，还有就是感觉全身酸痛。"

小戴又问："有没有眼干、口干的情况呢？"

患者说："有的，经常口干，多喝水也不能改善。"

这时刚刚为患者做的血气分析的结果出来了，我们一看，患者的血液酸碱度是7.3，碱剩余是-7 mmol/L，阴离子间隙正常。

小戴这时胸有成竹地说："我明白了，这位患者患的是肾小管性酸中毒引起的低钾血症，而导致肾小管性酸中毒的原因则是干燥综合征，我们要给患者做一下血清自身抗体检测。"

我被小戴的反应速度惊住了，我说："小戴医生，你好好给我们解释解释。"

小戴说："低钾血症的诊断思路很重要，当遇到这样的患者时，我们一定要在为患者查电解质的同时一起查血气分析。首先，我们将低钾血症的原因粗略分为肾性失钾和肾外失钾两种。依据病史，本患者无特殊用药史也无相关疾病史，因此我基本判定为肾性失钾。其次，根据有无酸碱失衡的情况，肾性失钾可再分为代碱相关低钾血症、代酸相关低钾血症以及酸碱正常的低钾血症，从本患者目前的血气分析结果来看，应该是代酸相关低钾血症，可能的原因最常见的是肾小管性酸中毒、糖尿病酮症酸中毒或者酒精中毒。"

肾脏病与低钾血症

看着小戴一口气说了这么多，我不禁对她刮目相看，我连忙说道："不错！小戴，看来你也是巾帼英雄啊！还能再说说肾小管性酸中毒的事吗？"

小戴说："唉！这也没什么，我在省城大医院的内分泌科待了半年，这种病碰到过不少，也听过这方面的课。"所以有见识就是不一样。她笑了笑接着说："我试试看吧。肾小管性酸中毒分为4类，最常见的是Ⅰ型和Ⅱ型。这Ⅰ型是指远端肾小管泌氢障碍，由于远端肾小管内氢离子减少，所以钾离子只好代替它与钠离子交换，导致肾脏排钾增多，尿中可测定酸减少，尿的pH值自然上升，所以尿呈碱性，这种尿被称为反常性碱性尿。再者，由于酸中毒直接引发骨质溶解，同时抑制肾小管对钙的重吸收，所以会引起骨质疏松，这位患者全身痛的症状可能就是由此导致的。"

徐医生问："那为什么我们给她补钾却不见症状好转呢？"

小戴说："代谢性酸中毒时，由于体内缺乏碳酸氢盐，如果补氯化钾的话，氯离子增多的情况下碳酸氢根会进一步减少，进而加重酸中毒。这时候细胞内的钾会转运到细胞外，再通过肾脏排泄，加剧钾的丢失。因此，这个时候我们要补充枸橼酸钾，而不是氯化钾。不过我们这里是没有枸橼酸钾的，省城大医院里才有。"

听完这些，我不禁为她鼓起掌来，谁说小医院出不了好医生，只要肯钻研，并能尽量给患者解决问题，这样的医生在我心目中都是优秀的医生。

感　悟

> 后来我让戴医生将本病例做成了幻灯片，给科里的同事们上了一堂课。年轻医生要学会自学和向他人学习，也要学着制作幻灯片和写文章，这些其实都是现代医生要掌握的基本技能。要相信自己，疑难病其实并不可怕，可怕的只是毫无头绪地盲干、瞎干。

病例32

很多时候我们会因为某种想当然的想法，而忽视了诊断中的一些疑点和相关的检查结果。一些看似简单的疾病背后，往往有着并不简单的诊断过程。慢性阻塞性肺病可能是呼吸科里最容易诊断的疾病了，但是却有不少医生在这里摔过跟头，今天介绍的这个病例可能会让你对呼吸生理有一个新的认识。

呼吸衰竭难解血气之谜
肌肉无力道出限制是因

一位奇怪的慢性阻塞性肺病患者

这一天夜班静悄悄，我感觉要度过一个平安的晚上了，正准备入睡时会诊手机突然响了起来，原来是老年科的朱医生打来电话要我去会诊。

"沈医生，我这边有位老人有Ⅱ型呼吸衰竭，现在他自己的呼吸机出故障了，想借你们的呼吸机用一下。"

我立即带了科室里唯一的一台备用无创呼吸机过去，趁着等电梯的工夫，我问了一下患者的情况。

朱医生说："患者是位75岁的男性，因胸闷、气促1年多入院。患者没有吸烟史，1年前莫名其妙地出现Ⅱ型呼吸衰竭，药物治疗效果不好，但是用无创呼吸机时症状可以缓解，于是患者就自己买了一台呼吸机，用了有1年。这不，最近这个呼吸机老是出故障，他也经常停用呼吸机。1周前患者因出现明显胸闷来到我们这里就诊，不巧他这台呼吸机今晚又罢工了，只好向你求助了。"

我一听，这位患者的情况与我们平时所说的慢性阻塞性肺病（COPD）患者的特点有诸多不符，我感觉有点意思，又问道："这位患者的既往史怎么样？"

"他既往有高血压病10年、前列腺癌1年、糖尿病6年、腔隙性脑梗死10

年，目前用比卡鲁胺和戈舍瑞林治疗前列腺癌已有1年，用那格列奈、阿卡波糖和二甲双胍治疗糖尿病。患者的家族史、职业史无特殊。"

从剧烈波动的血气结果入手，破解谜题

话说到这里我也到达了病房。看到患者后，我感觉老人家呼吸很费力，人也有种很疲倦的感觉。于是我拿起听诊器听诊，患者两肺呼吸音粗，可闻及少量干湿啰音，心律齐，未闻及明显病理性杂音。似乎没有什么大问题。我又翻看患者病历，患者的胸部CT平扫显示两肺未见明显实质性病变；颅脑MRI平扫＋弥散成像显示两侧脑室旁少许腔隙灶，脑萎缩改变，幕上脑室扩大明显；心超显示轻微二尖瓣反流，左室心肌松弛性减退；超声检查显示肝胆脾胰未见明显异常。患者的生化、血常规、自身抗体检查的结果均正常，肿瘤指标中除了癌胚抗原明显增高（54.83 μg/L）外，其他均正常。我又看了看患者1周以来的血气结果（图1），我发现了一个奇怪的现象，患者的二氧化碳分压变动很大，在1天时间内可以下降40 mmHg。

我问朱医生："患者这1周来是不是经常停用呼吸机？"

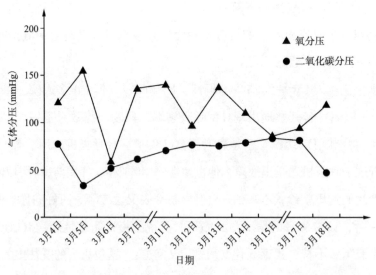

图1　血气变化图显示患者的二氧化碳分压可在1天内呈现剧烈变化

朱医生答："是的，主要是因为机器有点故障，另外我们也想观察患者停用呼吸机会怎样。结果一停用呼吸机，患者的二氧化碳分压就会迅速上升，用一段时间呼吸机后，二氧化碳分压就会迅速下降。"

我说："可以肯定的是，这位患者患的不是COPD，因为COPD患者的Ⅱ型呼吸衰竭很少会在短时间内发生剧烈变化，而且患者没有吸烟史这个危险因素，所以要考虑其他疾病。"

从肺功能检查入手，重新诊断

我又问："对了，这位患者做过肺功能检查吗？"

朱医生回答："好像没有，当时因为他有呼吸衰竭，我们就想当然地认为他有阻塞性通气功能障碍，加上患者气短可能无法配合检查，所以也没安排。"

我说："要想搞清楚患者的问题所在，肺功能检查是一定要做的。这样吧，我把便携式的肺功能仪拿来，我们在床边做一下。"

朱医生说："那太好了，谢谢！"

第二天我拿来了便携式肺功能仪，让患者做了3次检查，结果如图2，肺功能图显示患者有重度限制性通气功能障碍，完全没有任何阻塞性通气障碍的表现。于是我建议朱医生查一下患者在神经和肌肉方面有没有问题。

过了几天，朱医生给我打电话说："沈医生，患者的肌电图检查结果出来了，是双侧胫前肌部分神

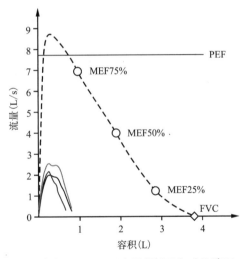

图2 肺功能图显示重度限制性通气功能障碍

PEF：最大呼气流速峰值。

MEF75%：75%肺活量时的最大呼气流速。

MEF50%：50%肺活量时的最大呼气流速。

MEF25%：25%肺活量时的最大呼气流速。

FVC：用力肺活量。

经源性损害，周围神经广泛损害。你说对了，但是问题又来了，是什么原因导致患者出现这种病变的呢？毕竟患者以前没有这方面的病史啊。"

我说："这个原因我也说不清，不过应该从患者的既往史和用药史去寻找，患者1年前被诊断为前列腺癌，有没有脊柱病变压迫周围神经的情况呢？或者治疗前列腺癌的药物有没有这样的副作用呢？"

朱医生说："我们现在也没找到证据，我们为患者的脊柱、脊髓做过检查，没有发现问题。"

我说："接下来可能要找神经内科医生会诊了。我个人觉得这个病例告诉我们，至少不是所有的Ⅱ型呼吸衰竭都是气道的问题，有些情况下要警惕呼吸肌的病变，呼吸肌功能不全也会导致限制性通气功能不全，进而引起呼吸衰竭。"

感 悟

> 呼吸科医生已经越来越认识到肺功能检查的重要性，在疑难杂症的诊断方面，肺功能检查作为基本检查是不可或缺的，呼吸科医生应该学会使用相关检查仪器，并学习如何解读检查报告。患者后来被诊断为多系统萎缩，之后常年使用呼吸机，最后因为严重呼吸功能不全反复住院，但在医护人员的精心照料下，患者从诊断明确开始又活了8年，这也可以算是某种奇迹了。

病例33

结核病在我国属常见疾病，但有时结核病也是临床上难以诊断的复杂疾病。目前针对结核病的检查，除了依据病原学和病理的证据，也需要相关的血液学及免疫学检查，但这些检查还不是很成熟，而且会受到一些条件的制约，所以我们不能成为检查的"奴隶"。

离奇疼痛绕弯路
多次复查终明确

发热待查迷雾重重，需警惕隐匿结核

会诊是临床工作中的重要一环，但不要企图通过一次会诊就能解决所有问题。这一次是小黄向我发起了求救，这位患者的就诊过程有些曲折，患者的病史是这样的。

患者女性，67岁，5年前于无明显诱因下出现双手晨僵，持续1小时左右缓解，无肢端发白、发绀，伴有足跟着地时疼痛，无明显关节疼痛，患者未予重视也未诊治。3年前患者因发热半个多月，四肢结节性红斑入住我院，当时医生诊断为结节性多动脉炎，予患者雷公藤片、醋酸泼尼松片（强的松）治疗后，症状好转，血沉维持在30 mm/h左右，患者口服雷公藤片、沙利度胺片治疗，症状好转后又服用半年，之后停药。3年来患者偶尔出现双手晨僵，1小时左右均能缓解。2个月前患者再次出现双手僵硬，不能缓解，伴有全身肌肉酸痛。1周前患者出现咳嗽、咳痰（咳少量白色黏痰），午后出现低热，最高体温为38.5 ℃，伴有乏力，无四肢红斑，无口腔溃疡，无明显关节肿痛等。

患者既往有桥本甲状腺炎病史50多年，未监测甲状腺功能；有抑郁症病史1年多，曾服用盐酸舍曲林片（左洛复）。

患者入院后查体显示体温38.1 ℃，心率88次/分，呼吸频率20次/分，血压123/88 mmHg，神志清，精神可，口唇无紫绀，颈静脉无怒张，甲状腺Ⅱ度肿大，双肺呼吸音粗，未闻及干湿啰音，心律齐，未闻及病理性杂音，腹平软，无压痛，肝脾肋下未及，双肾无叩击痛，神经系统检查为阴性。刚入院时患者的自身抗体、血常规正常，类风湿因子为4 U/mL，CRP为21 mg/dL。

听完病史后我问道："患者入院时你们最初的诊断是什么？有什么要鉴别诊断的疾病吗？"

小黄回答道："这位患者的病情还是比较复杂的，我们最初诊断时根据她曾被诊断为结节性多动脉炎的病史，首先还是考虑此病。其次由于患者这次的晨僵比较明显，所以要排除类风湿性关节炎、骨关节炎和风湿性多肌痛。骨关节炎好发于50岁以上人群，常累及负重关节如膝和髋，此病患者的类风湿因子为阴性，通常无类风湿结节及明显晨僵，无发热；骨关节炎的症状特点是活动后加重，休息后缓解，这位患者也不符合，应该可以排除骨关节炎。风湿性多肌痛多见于50岁以上人群，男性多于女性，常隐匿起病，偶尔突然发病；半数患者伴有全身症状如不规则发热，高热少见；颈部、肩胛带或骨盆带肌肉疼痛伴晨僵是本病最突出的症状，多呈对称性，活动后减轻或消失，休息后僵硬加重；疼痛夜间常见，影响睡眠。不过本患者肌力正常，肌肉无明显压痛及红肿，因此可排除风湿性多肌痛。还有硬皮病，这种病好发于20～50岁女性，早期水肿阶段表现的对称性手僵硬，指、膝关节疼痛以及关节滑膜炎引起的周围软组织肿胀易与类风湿性关节炎混淆；硬皮病在早期有自限性，往往数周后肿胀突然消失，出现雷诺综合征，这点有利于该病的诊断。"

我叹道："唉呀！你的基本功真扎实，说得头头是道。那么这位患者入院后的化验结果如何呢？"

小黄说："入院后我们为患者做了详细的检查，患者血沉54 mm/h，C-反应蛋白复查时仍升高（54 mg/L），HLA-B27阴性，抗环瓜氨酸肽抗体＜7.00 kU/L，自身抗体检测显示抗核抗体（ANA）阴性，免疫五项中IgM为7.750 g/L（正常参考值1.7～3.5 g/L）。患者的超声检查显示后腹膜未见异常肿大淋巴结，双侧颈部、腋下、腹股沟多发淋巴结可及。"

我说："从现在的结果来看，基本上可以排除类风湿性关节炎，似乎也不太像是结缔组织疾病，患者的免疫球蛋白中IgM明显增高，似乎又要怀疑起骨髓瘤了。小黄，这个问题你们是怎么看的？"

小黄说："我们为患者做了腰穿，结果显示无异常，尿本-周氏蛋白定性检查为阴性，尿κ轻链和尿λ轻链均正常，血κ轻链（15.70 g/L）和血λ轻链（7.28 g/L）也在正常范围内，似乎骨髓瘤也可以排除了。"

我问道："那你们是如何治疗患者的呢？"

小黄说："检查来检查去，还是回到了血管炎，所以在治疗上我们加用了甲泼尼龙琥珀酸钠（甲强龙）针40 mg静滴每日1次，以及雷公藤10 mg静滴每日3次。"

我又问："那后来这位患者的症状有什么变化吗？"

小黄说："患者在治疗期间总是说左臀疼痛，向左大腿放射，而且患者仍有发热，热度可能受到激素的干扰，所以波动很大，体温最高能达到39.5 ℃。我们也按常规给患者行骨腰椎MRI平扫检查，结果显示腰椎退行性变，L5/S1终板炎性变，L2/3、L3/4、L4/5、L5/S1椎间盘变性伴膨出。由于患者的发热并不能排除细菌感染，所以我们加用了头孢他啶。"

我问："在患者体征上有什么新的发现吗？"

小黄说："患者不是老说左侧臀部疼痛吗？我们为患者体检也发现患者左骶髂关节压痛，但是骶髂关节CT平扫＋三维重建检查却显示骨盆畸形，左侧骶髂关节呈融合改变。骨科说要排除肿瘤骨转移，要我们为患者做一下骨的发射型计算机断层成像（ECT），做出来的结果是左骶髂关节代谢活跃。骨科会诊建议加用依降钙素（益盖宁）针20单位肌注隔日1次以改善骨痛。"

我叹道："好像到现在为止走入了一个死胡同。发热的原因到底是什么呢？左侧骶髂关节又与发热是什么关系呢？后面还能做什么检查呢？"

小黄说："没办法，我们只好和家属谈做PET/CT的事情，家属还算配合，之后患者去做了，PET/CT报告显示两侧腰肌及左侧腰方肌代谢增高，考虑是肌紧张后生理性浓聚。我感觉是感染性疾病的可能性最大，特别是深部结核性脓肿，这也就是我想向你请教的原因。"

我说："这事有点挑战性，从患者的临床表现上看应该是感染性疾病，无论是从增高的CRP和血沉，以及无异常的自身抗体检测来看，还是从激素治疗后患者仍有发热的情况来看，是自身免疫性疾病的可能性不高。现在的问题是要找出到底是哪一种病原体感染以及感染的部位在哪。我担心的感染是结核，因为患者是免疫缺陷患者，中国又是个结核病大国，而肺外结核又是最容易被误诊的，只是目前的检查结果似乎没有证实脓肿的形成。我的看法是做一下T-SPOT.TB检查，同时停用甲泼尼龙片（美卓乐）、雷公藤片、沙利度胺片（反应停），继续进行抗感染治疗。我认为还有可能是一种少见的疾病——布鲁氏杆菌感染，不过患者没有牧区和畜物的接触史，所以可能性不大。"

实验标本的取材方法及送检时机都是关键

3日后与小黄再见时，说起患者的情况："患者仍有高热，体温达39.4℃，左臀及左大腿处疼痛，查体显示骶髂关节压痛。科室讨论后考虑是布鲁氏杆菌感染，予患者盐酸米诺环素（美满霉素）0.1 g口服每日2次，继续用盐酸莫西沙星氯化钠针（拜复乐）0.4 g抗感染。"

我问："那T-SPOT.TB检查的结果呢？"

他说："结果是阴性的，是不是可以排除结核了呢？"

我说："按道理说，如果在结核活动期，患者的T-SPOT.TB检查应该是阳性的，但如果是阴性的，原则上可以排除结核了，那么再观察一下患者的治疗反应吧。"

又过了1周，遇到小黄时他兴奋地告诉我："患者就是结核性脓肿，就在左侧梨状肌的位置。"

我惊讶道："后来是如何证实的呢？"

他回答道："我们调整方案后发现患者的治疗效果并不理想，患者体温虽有所下降，清晨达37.8 ℃，但左臀及左大腿处疼痛仍明显。我觉得因为患者前面的影像学检查都提示有炎症性改变，所以随着病程的演变应该会有新的变化如脓肿形成，所以我们再次为患者行骶髂关节磁共振扫描，发现骶髂骨有慢性感染性病变，伴梨状肌脓肿形成，病变累及腰4/5椎管内左侧硬膜外，左侧臀中肌及臀小肌大片水肿。最后为了明确诊断，我们在CT室及导管室为患者行穿刺引流置管术，抽出少量脓性液体，在其中找到了抗酸杆菌。于是我们予患者异烟肼片0.3 g每日1次，利福平胶囊0.45 g每日1次，盐酸乙胺丁醇片0.75 g每日1次进行抗结核治疗。第3天患者的体温就恢复正常了，左臀及左大腿处的疼痛也较之前好转。"

我叹道："原来如此！不过这样的患者为什么T-SPOT.TB检查的结果会是阴性的呢？"

小黄道："这也是我不理解的地方，这位患者脓液中的结核杆菌DNA有$7.82×10^7$拷贝。所以我去查当时T-SPOT.TB检查的流程，看看是哪个环节出了问题，后来发现问题在于送检的日子和检测的日子相差1天，因为没有及时检测，导致淋巴细胞不能被激活。后来患者再次做T-SPOT.TB检查，结果就是阳性的了。"

感　悟

> 以往结核病的诊断是个老大难的问题，传统的病原学检测在很多情况下是无法进行的，所以人们也想通过结核菌素试验或者结核抗体检测等方法来辅助诊断，但效果都不理想，特别是对于活动性结核患者而言，更是如此。T-SPOT.TB的问世对于结核的诊断是有着划时代意义的，在临床中非常有助于我们进行诊断。但是我们要知道T-SPOT.TB的检测原理和一些注意事项，例如T-SPOT.TB检查当天抽的血应立即送到实验室做预处理，如果这个环节出了问题，结果自然就不准确了。

病例34

临床中我们遇到的常常是常见病，例如呼吸科常会遇到哮喘。现在的呼吸科医生说起这种病来好像都有办法能治好哮喘，但要注意当遇到的是那些所谓的"难治性哮喘"时，我们要警惕表现类似但本质却不同的疾病，千万不要让患者的病情发展到不可收拾的地步。

难治性哮喘问题在哪
肺功能检查给出答案

哮喘难治，问题在哪？

周末我值班，病房里一切安好，正准备入睡时，急促的电话铃声打断了片刻的宁静，电话中传来同事小顾的声音。

"是沈医生吗？我有位姨妈病情很重，她今天赶过来，请你帮忙看一下。"

我一边起床一边告诉她们到病房里来找我。

看到小顾的姨妈时，我发现她气急得走几步就要休息一下，我边招呼护士给患者吸上氧气，边询问病史。由于患者连说话都很吃力，所以是由小顾来告诉我的："我姨妈在老家的医院里被诊断为哮喘已经有4年了，刚开始在接受了平喘及激素治疗后症状有所控制，但一段时间后姨妈又会因气急住院，而且症状越来越严重，现在连走路都困难了。"

我问："她年轻时有过哮喘吗？以前有没有过敏性鼻炎呢？"

小顾说："以前从来没有过哮喘，也没有鼻炎。"

我问："有没有做过肺功能检查呢？是怎么确定她就是哮喘的呢？"

小顾说："好像一开始是有做过，显示阻塞性通气功能障碍，就是这样诊断为哮喘的，但后来好像就没有做过了。"

我问："那胸部CT检查做过吗？正常吗？"

小顾说："检查过好多次了，都说正常，CT片我也带过来了。"

接着我面向患者开始为患者体检，还没有用听诊器我就能听到患者发出的呼呼的声音，两肺均是弥漫的哮鸣音，无论是吸气相还是呼气相都有。突然我发现了患者的异常，患者吸气很费力，而且似乎有吸气性三凹征。不对，患者一定不是哮喘那么简单，我心中突然一紧。我拿起CT片一看，患者两肺野均干净，没有什么异常，再看气管和支气管似乎也没有异常，但是我感觉似乎漏掉了什么。

复查肺功能，重新明确诊断

我转过头对小顾说："我想再给你姨妈做一下肺功能和胸部CT的检查，好吗？"

小顾说："好的，不过你是不是在怀疑什么？"

我说："是的，因为这张CT片里有一个地方没有扫描到，那就是颈部气管，而患者的问题恰恰出在这里。另外患者的肺功能检查结果我虽然没看到，但肺功能检查结果显示的阻塞性通气功能障碍者并不都是哮喘患者。"

过了2小时，这两个结果都出来了，我看完后悄悄地走出来和小顾说："原因我找到了，你姨妈不是哮喘，她这么多年都被误诊了。"

小顾大惊失色："什么！那问题在哪里呢？"

我拿起刚刚做好的CT片说："请看，这声门下2 cm左右处的气管明显狭窄，长度有3～4 cm，环绕着气管生长，局部增厚突出。再看一下肺功能检查的图形，患者无论是在吸气的时候还是在呼气的时候，肺功能曲线均是平坦的而且数值很低（图1），我们称之为平台样改变，这也是上气道固定性狭窄的特征图像。"

小顾一听，眼泪快要落下，她尽量忍住："那这种病到底是什么？能治吗？"

我很无奈地说："这个病例真是一个明显被误诊的病例，教训惨痛。从以往的经验和文献来看，是气管的腺样囊性癌的可能性最大。这种肿瘤介于良、

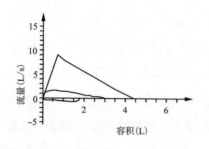

图1 肺功能检查显示吸气相和呼气相均呈平台样改变

恶性之间，以沿气管环形生长为特点，因此早期不容易被发现，患者通常表现为活动后呼吸困难，但其实从早期的肺功能检查中可以发现，这种病的肺功能图形与常见的哮喘是不一样的。后期随着肿瘤的生长，患者会出现吸气性呼吸困难，从临床表现上看，这与哮喘的呼气困难完全不同，而有的医生却会根据肺部听诊时有干啰音仍旧诊断为哮喘，其实我们说的哮喘是以呼气相干啰音为特点的，而气管肿瘤则是以吸气相干啰音为特点的。"

小顾叹道："原来如此，我姨妈以前没有哮喘，所以当我听说她得了哮喘后也很奇怪，不过预后效果良好，所以我也没在意。唉！我这位姨妈真是命苦啊，以前生过乳腺癌，两边都得过，两边乳腺癌的病理类型还不一样，而且还不是常见的病理类型。"

我顿了顿接着说："这说明你姨妈存在某种基因缺陷，有这样病史的人往往在其他脏器也会出现肿瘤，而且病理类型特殊。"

小顾说："我以前一直以为一个人得两种肿瘤就差不多了，没想到能得这么多种肿瘤。"

我说："那你就少见多怪了，我的姑奶奶得过3种肿瘤，不过现在86岁了还健在。我见过的得肿瘤次数最多的人，一生中得过4种肿瘤。"

小顾说："唉，以前觉得误诊离我们很远，现在自己的亲人被误诊了，我很心痛。"

我说："是的，其实我觉得这是因为我们不善于思考，而且对于一些解释不了的情况没有用心钻研。对于所谓的'难治性哮喘'，我们一定要高度警惕鉴别诊断的问题，首要的就是鉴别气道的病变。依据我们的经验，我们要特别注意患者气道的影像学变化，并在必要时行气管三维重建，此外也要会解读肺功能的图形。作为一位呼吸专科医生，如果不会研判肺功能和CT检查的结果，那么就无法很好地为患者服务。"

感 悟

现在有很多医生不会解读检查报告，例如有些呼吸科医生不会看流速容量曲线环，对报告中的具体数字也不理解，对呼吸生理方面的基础知识更是缺乏深入了解。所以要想提高自己的临床水平，一定要深入了解并掌握这些知识。

病例35

临床工作中，"头痛医头，脚痛医脚"是大忌，但这种情况又非常普遍，主要原因在于临床医生对于疾病的本质认识不足，对疾病的病理、生理变化过程不了解，结果往往造成患者的治疗效果不好，然后临床医生又茫然不知所措，直到被其他医生点拨后才恍然大悟。今天就给大家介绍一个在呼吸科临床中非常常见的关于慢性肺心病和呼吸衰竭方面的病例。

呼酸代碱病情复杂
避免诱因才是王道

常规治疗肺心病，气促症状不见好转

上午的门诊工作结束后，下午我来到病房，朱医生正等着我的到来，因为他有个棘手的病例想向我请教。

朱医生说："有一位肺心病患者来我们这里快1周了，我们什么药都用过了，患者现在不但症状没有好转，反而感觉更加气急了，你帮忙看一下吧。"

我说："好吧，你介绍一下病史。"

朱医生说："患者男性，75岁，有吸烟史50余年，反复咳嗽、咯痰20余年，活动后气急10年，多次住院且被诊断为慢性阻塞性肺病、慢性肺源性心脏病。这一次患者因急性症状加重再次住院，表现为咯脓痰、中度发热以及气急，入院时患者两肺哮鸣音，双下肢轻中度水肿。患者的血气检查显示 II 型呼吸衰竭，呼吸性酸中毒，酸碱度7.30，氧分压70 mmHg，二氧化碳分压67 mmHg，碱剩余-3 mmol/L；生化检查显示血钠130 mmol/L，血钾3.8 mmol/L，血氯90 mmol/L；胸片显示肺气肿，两下肺纹理增多、增粗。"

我说："那你们是怎么治疗的呢？"

朱医生说："我们用哌拉西林钠他唑巴坦钠抗感染，用盐酸氨溴索化痰，

用托拉塞米、安体舒通利尿，用单硝酸异山梨酯（欣康）扩血管。患者在最初3天内自觉症状明显好转，体温正常，脓痰也明显减少。但是这两天情况似乎又不太好了。"

我问道："怎么不好啦？化验结果如何？"

朱医生说："主要是患者诉气急改善不明显，昨天患者的血气酸碱度正常了，达到了7.43，二氧化碳分压却继续上升到75 mmHg，氧分压只有77 mmHg。"

我接着问道："那患者的电解质检查结果如何？"

朱医生说道："患者近几天出现了低钾、低氯血症，经过补钾治疗后血钾恢复正常，但血氯只有82 mmol/L，这是怎么回事呢？"

血气分析结果大有讲究

我听完他的介绍后，心中大约能猜出问题出在哪了，但是还是要眼见为实，于是决定去看看患者。查体时我发现患者双肺呼吸音略低，但没有干啰音，两肺底有少许湿啰音；患者双下肢也没有明显的凹陷性水肿了。接下来我又查看了一下化验单，看到昨天的血气结果中碱剩余达到14 mmol/L。于是我问朱医生："你能不能分析一下这个血气结果？"

朱医生说："二氧化碳分压增高按理说是呼吸性酸中毒，但是酸碱度又正常，应该是合并碱中毒吧。但这又有什么意义呢？酸碱度在正常范围内不是好事吗？"

我说："此言差矣！这种假性正常是我最害怕的事，不仅会让我们医生麻痹大意，更重要的是会威胁到患者的生命。"

朱医生一听，大惊："会这么严重吗？"

我说："当然！首先我们要对血气的每个数据都有准确的认识，碱剩余是一个很容易被忽视的数据，主要是因为我们对它的意义不了解。你看看碱剩余的定义，是在37 ℃、二氧化碳分压为40 mmHg、氧饱和度为100%的条件下，将血标本滴定至pH值为7.40时所消耗的酸或碱的量，反映了全血或血浆中碱储备增加或减少的情况，不受呼吸性因素的影响。因此，在我看来，它是非常有用的指标。这位患者目前存在严重的代谢性碱中毒，这就是患者的气急症状在一度好转后又再次加重的原因。"

朱医生问道："这是为什么呢？如何解释这种现象呢？"

我回答："这要从氧离曲线说起，我们知道氧离曲线是一个S形图形（图1），当pH值下降时，曲线向左移动，意为在酸中毒的情况下，组织内的氧气容易从血红蛋白中释放出来。而当一位Ⅱ型呼吸衰竭患者出现单纯的呼酸时，这其实是机体的一个代偿性的反应，要保障组织有效地摄氧。在患者出现代谢性碱中毒后，会导致组织内的氧气不容易被解离从而加剧组织缺氧。如果这一情况得不到纠正，那么组织器官就会出现糖的无氧酵解，导致乳酸增多，最后出现三重酸碱紊乱，pH值再次下降，那么患者可就真的无药可救了。"

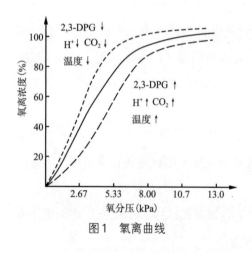

图1　氧离曲线

朱医生问道："真的那么严重吗？除此之外，还有什么危害呢？"

我回答："当然很严重，我就有过类似的教训。除了上述的最主要的危害外，呼酸合并代碱的危害还有很多。①引起神经肌肉的高反应性，在酸性环境，钙离子会增多，而一旦变成碱性环境，钙离子浓度会下降，低钙血症会引起抽搐，也会导致患者氧耗增加；②碱中毒使细胞内的糖原分解速率增快，磷酸化合物增多，因此消耗了大量的磷，致使细胞外液的磷进入细胞内，使血浆磷酸盐浓度明显降低；③碱中毒对脑功能有损伤，同时可减少脑血流（低碳酸血症可收缩脑血管），故产生神经系统症状。"

对肺心病患者用利尿剂的问题进行讲解

朱医生继续问道："那有哪些诱因会导致代谢性碱中毒的出现呢？"

我回答道："临床工作中最容易诱发代谢性碱中毒的情况是利尿剂使用不当，至少占四成，胃纳差占两成，人工呼吸（即机械通气）占一成，应用激素占一成。所以对肺心病患者要慎用利尿剂。"

朱医生说道："唉，在临床上有时候很难办啊，你看这位患者气急、双下肢水肿，不能排除心功能不全的因素吧，所以总得用利尿剂。"

我笑道："此言差矣！作为临床医生，在临床决策中要抓住主要矛盾或者矛盾的主要方面，你可能会说我故弄玄虚，那好吧，我们就以这位患者为例谈谈COPD急性加重和肺心病的处理流程。首先，我们要知道COPD急性加重期的患者出现双下肢水肿的原因，其实很多医生有一个认识误区，总以为这是肺心病中心功能不全所导致的，其实不然。我们都知道在二氧化碳潴留的情况下，患者会出现球结膜水肿、皮肤发红、出汗以及神志异常，这些都是二氧化碳升高时血管扩张、液体滞留的表现，那么双下肢水肿也是同样的道理。所以正确的处理方式应该是控制气道炎症，改善通气，具体措施是为患者静脉滴注激素抗炎或让患者吸入激素及噻托溴铵，用无创呼吸机改善通气。只要二氧化碳分压下来了，水肿就会自行消退。"

"对了，"我又补充道，"其实糖皮质激素本身就具有利尿的作用，这主要是由于激素可以增加肾小球滤过率、近端小管上皮钠转运率和自由水的清除率，所以使用全身激素本身也能减轻水肿。因此我个人认为治疗肺心病不需要积极使用利尿剂，即使要使用也一定要间歇使用，不可开长期医嘱。"

感 悟

千万不要因为是常见病就忽略了对其进行病理、生理机制的研究，在为患者治病的过程中不要"头痛医头，脚痛医脚"，而应该树立整体观，全面把握病情变化，同时也要熟悉常用的化验指标的意义，谨慎调整用药，这样才能做好我们的工作。

病例36

　　疾病就像一头被放在黑屋子里的大象，而我们的临床工作就如同在黑屋子里摸这头大象，有的人摸到象腿会说大象就是柱子，有的人摸到耳朵就说大象是扇子。临床医生要做的就是将这些信息整合起来，做出最接近真相的诊断。

自身抗体阳性诊断误入歧途
肺功能图异样指明诊断方向

　　小罗遇到了一个难题。患者是位57岁的男性，半年前出现咳嗽、咳痰的症状，咳嗽时感胸口疼痛，自服止咳药后无明显好转，之后未予重视。3个月前患者咳嗽时胸口疼痛加重，遂到某医院就诊，血常规显示血红蛋白88 g/L，当时医生考虑是缺铁性贫血，予患者铁剂进行补铁治疗，病情未见好转。于是患者到当地人民医院住院10天，骨髓细胞学检查显示粒系胞浆中可见中毒颗粒，少部分有巨幼样变，成熟粒细胞分叶增多，胸部CT检查显示气管壁增厚，医生诊断为中度贫血和肋软骨炎，予患者盐酸曲马多、叶酸等治疗，之后患者咳嗽时胸部疼痛较前减轻，遂出院。

　　我问道："你觉得对患者的诊断有没有问题？患者的既往史、个人史情况如何？"

　　小罗补充道："患者有吸烟史20余年，平均每天2~3包，目前已戒烟10年；有饮酒史40余年，平均每天3~4两白酒，目前已戒酒半年。患者既往曾有过耳朵痛，但几天后自行缓解了。"

　　我继续问道："后来的情况如何？"

　　小罗说："患者的咳嗽、咳痰症状未得到控制，而且在2个月前患者出现明显气急，活动后气急加重。患者换了一家大医院就诊，这时其血红蛋白升到90 g/L，白细胞和血小板计数正常，总蛋白75.3 g/L，球蛋白的比例增高，其中免疫球蛋白 G 24.45 g/L，补体也增高（补体 C3 2.06 g/L，补体 C4 517 mg/L）。"

我好奇道："患者之前气管壁增厚，那纤支镜检查有没有做过？"

小罗回答道："纤支镜检查发现患者管腔通畅，但黏膜肥厚，呼气时管腔明显狭窄；气管中段活检病理结果显示黏膜慢性炎。"

"患者还做了什么检查？治疗情况如何？"我边思索边询问。

"ECT 显示多根肋骨骨代谢异常增强，骨髓细胞形态学检查显示浆细胞和幼淋巴细胞轻度增多，缺乏特征性异常骨髓象。由于患者胸痛明显，于是医生给予其氨氯羟考酮口服，不过症状改善并不明显。"小罗又补充道，"患者在 3 周前再次到当地人民医院住院 5 天，自身抗体检查显示 ANA 1 : 100、抗 SSA 抗体阳性，血常规中血红蛋白 90 g/L。住院期间医生予患者硫酸特布他林、布地奈德（普米克）雾化吸入等治疗后，患者咳痰症状好转，遂出院。"

我听到这里心中渐渐有底，再次问道："那这一次住院的化验结果如何？"

小罗道："这一次患者气急比较明显，患者 2 周前气急加重，今来我院门诊就诊。患者的血常规中白细胞总数和分类均在正常范围内，血红蛋白接近正常（119 g/L），C-反应蛋白 40 mg/L，血沉 80 mm/h，HLA-B27 阴性。患者的胸部 CT 情况和上次一样，不过做了三维重建后可见气管和主支气管有不规则的狭窄表现（图 1）。"

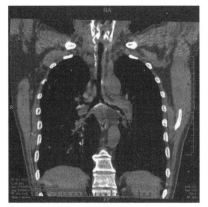

图 1　气道三维重建见气道壁弥漫增厚及管腔局部狭窄

我翻看着患者的病历，看到肺功能报告时心中已基本明了，便对小罗说："走！我们一起去看看患者。"患者生命体征平稳，呼吸平顺，口唇稍绀；鼻子中部塌陷，双侧耳朵红肿，摸上去感明显触痛；浅表淋巴结未及肿大；气管居中，双侧颈部稍充盈，双肺呼吸音粗，气管处可闻及明显干啰音。没过多久，患者开始剧烈咳嗽，此时可见锁骨上的凹陷更明显了。

小罗问道："请问老师，这位患者到底患了什么病才这么奇怪？"

我答道："患者患的是复发性多软骨炎，是一种少见的自身免疫性疾病，主要的病变在软骨，如肋软骨、鼻子、耳朵以及气管软骨。你有没有注意到患者一直都有胸口疼痛的症状？此前的医生因为患者贫血合并胸痛，所以考虑有恶性血液肿瘤，但其实这应该是肋软骨受累的表现。"

小罗问道："患者为什么会有贫血呢？是这种病引起的吗？还有抗核抗体的异常能用这种病解释吗？"

我连忙止住小罗："让我喘口气吧！你这连珠炮式的问法我可招架不住。复发性多软骨炎患者中有30%会合并其他自身免疫性疾病，部分还可并发骨髓异常增生性疾病，因此会有贫血的情况发生。至于抗核抗体异常则是非特异性的，还不能单凭抗SSA抗体为阳性就判断是干燥综合征。"

说完我对小罗说："你来看看这张肺功能图形（图2），分析一下。"

小罗边看边说："患者用力呼吸第1秒的容量只占整个用力肺活量的30%，可以判断为阻塞性通气功能障碍，但为什么患者之前在两家医院用了支气管舒张剂后治疗效果不佳呢？"

我说道："看肺功能千万别只看结论，而是要看图形。你看他肺功能图上的容量流速环，吸气相和呼气相的曲线都非常低平，没有明显的峰，说明患者有上气道阻塞的表现。"

"但患者的胸部CT显示气管里没有新生物呀！"小罗叫了起来。

"别急。这上气道阻塞可不是只有气管里长什么肿物才会出现的，还涉及气管在压力下的变化。正常人的气管由一连串的软骨环支撑，无论是在呼气还是吸气的情况下都能保持气道的畅通和开放。但

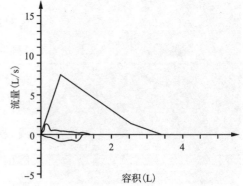

图2　肺功能图形显示吸气相与呼气相均呈平台样改变

是你看这位患者的肺功能图形，吸气和呼气一样费力，说明要么是气管内有固定性肿物，要么是气管壁的正常结构被破坏。患者的CT显示在上气管腔内没有新生物，但气管壁明显增厚却是一个重要的异常表现（图3），在我们临床上最常见的原因有复发性多软骨炎、淀粉样变，少见的原因有气道结节病。"

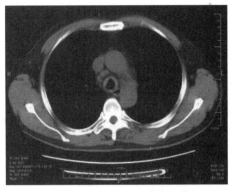

图3 纵隔窗显示气道壁弥漫增厚

"那你为什么判断是复发性多软骨炎呢？"

"这种病的判断主要是看临床表现，首先患者有多个器官受累，而这些器官均是软骨组织，胸痛是肋软骨炎，气急是气管软骨炎。"

"老师，你以前反复说要用'一元论'来解释所有现象，但这个思维方法好像在这位患者身上不奏效。我们一开始因为患者的自身抗体检查是阳性的且患者贫血，就考虑到系统性红斑狼疮（SLE）和干燥综合征上去了。"

"'一元论'其实在这位患者身上一样有效，但是要记住在自身免疫性疾病中有很多合并存在的情况，我们称之为合并疾病，这是在诊断这一类疾病时要特别注意的地方。"

感 悟

当患者既有多系统损害，又有抗核抗体呈阳性的表现时，我们通常都会认为找到答案了，然后就会根据何种抗体呈阳性来推断患者患的是何种疾病。殊不知临床医学始终是观察医学，任何检测都有局限性，而这些令人眼花缭乱的各种抗体其实存在着交叉，可能出现在多种疾病之中。因此，我们仍然要在综合患者的各种检查结果的基础上，结合患者的病史和体征来分析和诊断，这才是正确的做法。

病例 37

人体充满奥秘，体内各种因子维持着微妙的平衡，在治疗的过程中我们经常要小心翼翼地维持这种平衡，一旦打破这种平衡，将会出现一系列蝴蝶效应，这个时候医生会非常被动，而且决策时往往处于两难的境地。因此，我们首先要避免这种情况的发生，若这种情况发生了，我们要仔细评估治疗方案，以维持这种微妙的平衡。

出血栓塞并存治疗陷困境
病生机制细解高手化危局

血友病患者术后有血栓形成，左右为难

每次参加全院讨论都有很多收获，感觉医生在决策时要慎之又慎，因为处处是陷阱。这不，寒冬的一天下午，快下班时我接到了医务科打来的电话："骨科有一位患者存在疑难情况，要求全院会诊，呼吸科必须参加。"我赶到骨科办公室听周医生介绍病情。

患者是一位26岁的小伙子，患有一种凝血因子（Ⅶ因子）缺乏症，这种病是一种常染色体隐性遗传病，他的父母均是携带者，子女中有25%的概率患上本病，而他很不幸地成为其中的一员。可能本病的表现比较隐匿，患者平时也没有明显的出血迹象，直到他21岁那年不幸在运动场上因骨折受伤被送进医院，在手术前发现凝血功能异常，进一步检查发现了这个秘密——Ⅶ因子缺乏。虽然他的Ⅶ因子活性非常低，不到1%，但是在补充Ⅶ因子后他顺利完成了手术，骨头接好了，不过同时也留下了钢板。

4年后，患者和家属再次来到医院请求将钢板移除，骨科医生多次告之钢板不需要取出，对患者生活不会带来影响，但患者依旧坚持自己的看法。术前

骨科医生请血液科医生会诊，血液科医生建议患者在术前输注Ⅶ因子以保障手术安全。但重组Ⅶ因子非常昂贵，由于价格太高，家属要求改用便宜一些的药物，血液科医生只好无奈地选用凝血酶原复合物。于是在术前、术中和术后多次为患者输注凝血酶原复合物后，总算是顺利地为患者取出了钢板。

可是就在患者病情恢复好转之际，术后第4天～第6天，患者出现了下肢疼痛、胸痛、气急、咯血和发热等情况，在进行一系列检查后发现患者的右下肢腘静脉和胫后静脉处有血栓形成，两下肺有大片实变和渗出影，血D-二聚体骤然升高到70000 IU/mL（图1）。这意味着在患者本身就存在着高出血风险的情况下，现在又有了栓塞情况发生，而且如果下肢的血栓脱落造成大面积的肺部栓塞，后果将不堪设想。于是骨科请血液科、血管外科和呼吸科一起来参与讨论，决定下一步的处理方案。

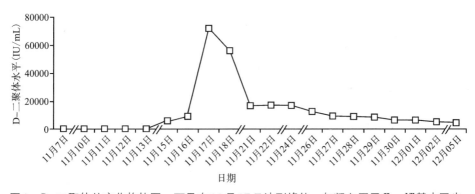

图1 D-二聚体的变化趋势图，可见在11月17日达到峰值，与凝血因子Ⅱ、Ⅶ基本同步

出血、凝血平衡被打破，患者险丧命

血液科陈医生分析："患者本身由于缺乏Ⅶ因子，其X因子会代偿性地亢进，在术前我们检测过X因子的活性，达到120%，而凝血酶原复合物本身就含有Ⅱ、Ⅶ、Ⅸ、X因子，在补充Ⅶ因子的同时，X因子增加更明显，这就意味着在减少出血风险的同时却可能明显增加形成血栓的风险。但由于患者既坚持要手术，又要求输注便宜的药物，才导致了如今这样麻烦的局面。大家可以

看到在这几张趋势图中，凝血因子Ⅱ和Ⅶ都有增长（图2，图3），虽说和基线比都是成倍增长，但由于患者的Ⅱ因子原来就是正常的，所以同样是增长了3倍，但浓度增加的绝对量就很多。我们再看凝血酶原时间和D-二聚体的变化（图1，图4），应该说一开始还是比较平稳的，但是随着凝血酶原复合物的补充以及术后止血药物的应用，再加上患者处于卧床状态时血液本身就处于缓慢流动的状态，即潜在的高凝状态，极易形成血栓。"

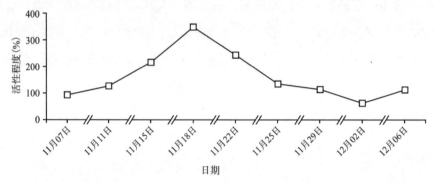

图2　凝血因子Ⅱ的变化趋势图，可见在11月18日达到峰值，较基线升高了2倍多

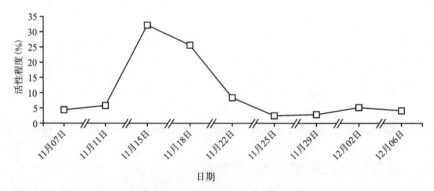

图3　凝血因子Ⅶ的变化趋势图，可见在11月15日达到峰值

周医生感叹道："对常规骨科术后的患者，我们是会用低分子肝素进行抗凝的，但是本患者患有血友病，我们就没敢轻易用，反而疏忽了出血的另一面——血栓。"

陈医生说道："是啊！出血和血栓本就是硬币的两个面，处理起来就如同

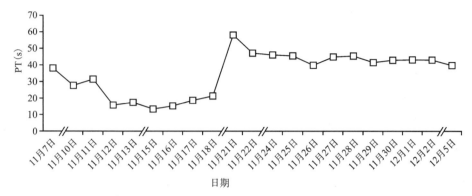

图4 凝血酶原时间趋势图，可以看到 PT 先是下降，从 11 月 18 日开始随着停用凝血酶原
复合物以及抗凝治疗，PT 回升

走钢丝，要把握好尺度。我们再看一下趋势图，患者的凝血酶原时间在术前已
在正常范围内，并一直维持到血栓形成时（图4），1 天时间内患者的 D-二聚
体增高了近 10 倍（图1），且无论是从症状上还是从影像上看，患者都有肺栓
塞的表现。我们于是建议先停止对患者进行凝血酶原复合物的输注，同时予患
者低分子肝素治疗。"

　　血管外科医生说："患者目前的情况的确处于两难的境地，但我们要以保
住患者生命为先。目前患者右下肢的深静脉血栓还在，发生肺栓塞的风险也依
旧存在，在不能使用抗凝药的情况下，我们血管外科建议在患者的下腔静脉处
放置一个过滤器，以预防血栓脱落导致的大面积肺栓塞。毕竟如果患者出现肺
栓塞的话，我们就没有任何手段可以治疗了，在患者 PT 明显延长的情况下我
们是不能溶栓的。"

小心翼翼维持微妙平衡，决策须谨慎

　　陈医生反驳道："虽然这种患者很少，但是根据凝血因子的生物学特性
和药理学的分析来看，我认为对本患者是可以采取等待和观察策略的，因为
患者经过 10 天的治疗后小腿疼痛已经缓解，血气情况也得到改善，这就说明
血栓有在溶解，因为血栓形成后人体内会启动纤溶过程。再加上我们采取的

是低剂量低分子肝素治疗，既有预防栓子进一步扩大的作用，也由于针对的是凝血因子X，所以造成出血的风险很小。但是我担心如果我们将过滤器放入患者体内，由于过滤器本身就是个异物，会不会导致新血栓的形成。另外我想问一下这个过滤器放置在人体内的时间有没有限制呢？同时可能出现什么并发症呢？"

血管外科医生说："这个过滤器是临时的，通常会在 1 个月内将其取出，否则可能由于机化而难以取出。至于并发症，由于过滤器本身是异物，可能会诱发血栓形成，同时在置入过滤器的过程中会出现出血和动静脉瘘的风险。"

陈医生说："这正是我所担心的，再加上患者现在的国际标准化比值（INR）高达 4.8，不知穿刺过程中患者出血的风险会不会很大。这对于已经对我们之前的诊疗过程有意见的患者来说，任何一个小失误都可能会给我们带来很多麻烦。"

血管外科医生问道："那你的看法是什么呢？那又如何面对可能出现肺栓塞的风险呢？毕竟放置过滤器是指南上推荐的，如果我们不放置而发生了大面积肺栓塞，患者家属是可以来告我们的。"

陈医生也据理力争道："两边都有风险，你又如何保障在穿刺及放置过滤器过程中的绝对安全呢？我曾有一位熟人因为肝硬化在外院做穿刺，虽然穿刺部位表面没有出血但患者却发生失血性休克，后来发现是后腹膜大出血。因此对于存在凝血功能明显异常的患者，一定要谨慎穿刺。"

最终大家经过商讨，一致决定次日先为患者行下肢血管超声，看看血栓变化情况再做决定。

过了 2 天，患者下肢静脉的 B 超结果出来了，B 超显示下肢深静脉血流通畅，于是我们继续用低分子肝素为患者进行治疗，之后患者的血 D-二聚体明显下降且恢复正常，最后患者出院。

感　悟

所谓治疗要有全局观，这是建立在对疾病的病理和生理机制都熟悉的基础上的。首先，我们要对疾病的发生和发展有预见性，尽量避免严重不良反应的发生；其次，对于任何有创性的操作要权衡利弊，不可偏执于指南而缺乏对不同个体情况的具体分析，切不可出现旧问题尚未解决又另生出新问题的情况。所以感谢陈医生的坚持，既避免了不可预测的医疗并发症的发生，又让患者安然地度过了危险期。

病例38

　　临床工作中医生的成长有赖于患者的配合，医生临床知识的积累和对理论的理解是靠对一位位患者的临床观察和随访得到的。有这样一位患者，虽然我与他只有几面之缘，但他基于对我的信任，两年之后从一个遥远的城市给我提供了一份完整的疾病发展过程。在他最无助的时候，我及时告诉了他我的诊断和后续的治疗方案，同时我也收获了对这一疾病的深刻认识。

一错再错迷途须知返
似花非花同影不同病

按结核病治疗1年，却越治越糟

　　这位男性患者30岁，自小患哮喘，但25岁以前未进行正规治疗。2013年10月，患者在老家因为进入了存放谷物的仓库而过敏，诱发哮喘发作，于是找我就诊。患者的血IgE为926 IU/mL（正常参考值1～110 IU/mL），GM试验结果为506 ng/L（正常参考值0～500 ng/L）。我诊断是变应性支气管肺曲菌病（ABPA），考虑到患者当时身体恢复得挺快，所以暂不考虑药物治疗。3周后患者复查GM试验，显示阴性。2014年患者回到家乡，病情平稳，没有不适。

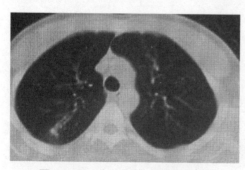

图1　2015年3月患者的胸部CT

　　2015年3月，患者第1次出现少量咳血，胸部CT显示右肺上叶后段有斑片状阴影（图1），T-SPOT.TB检查显示阴性，当时的医生诊断为肺结核，予患者HRZE四联药（异烟肼、利福平、吡嗪酰胺、乙胺丁醇）抗痨，门诊治疗。

5月23日患者咳嗽加重，伴有盗汗、乏力。5月25日患者胸部CT显示空洞（图2），患者遂住进当地的结核病医院进行抗痨治疗，共治疗35天。

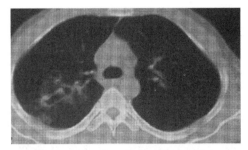

图2　2015年5月患者的胸部CT

患者在住院期间曾进行过1次纤支镜检查，发现管腔内有黏性分泌物，但涂片未发现抗酸杆菌。6月25日患者复查血常规，显示白细胞7.6×10^9/L，嗜酸性粒细胞比例6.9%。6月30日患者出院。7月20日患者出院后第1次复查，患者继续口服五联抗结核药物（异烟肼、利福

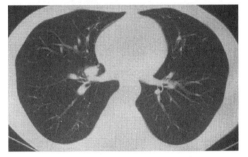

图3　2015年7月患者的胸部CT

平、吡嗪酰胺、乙胺丁醇、链霉素），胸部CT显示吸收很好，但是我从CT片中却发现右肺中下叶出现中央性支气管扩张（图3）。

9月15日患者查血常规，显示白细胞8.2×10^9/L，嗜酸性粒细胞比例8.4%。10月2日患者回老家遇过敏原，出现胸闷、气急等哮喘发作症状。10月15日患者复查胸部CT，显示两肺多发病灶（图4），血常规显示白细胞8.4×10^9/L，嗜酸性粒细胞比例13.2%。

10月27日患者的血常规显示白细胞9.8×10^9/L，嗜酸性粒细胞比例23.2%。10月28日患者寻求中医治疗结核。11月4日患者胸部CT显示左右肺大面积阴影，尤其左肺已有空洞（图5），于是患者出院住进结核病医院，再次行T-SPOT.TB检查，结果显示阴性。11月10日患者在我的建议下行G试验，结果显示阳性，血IgE为13200 IU/mL（正常参考值0～110 IU/mL）。

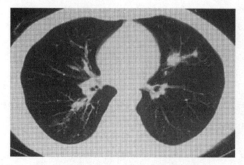
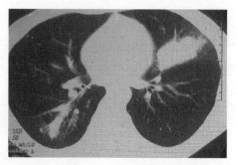

图4　2015年10月患者的胸部CT　　　　图5　2015年11月患者的胸部CT

何以反复错失诊断机会，问题出在哪？

这个病例是一个比较典型的变应性支气管肺曲霉病（ABPA）的病例，在起病早期患者就曾找过我，当时我就提出ABPA的可能性较大，但是由于患者的哮喘症状已得到控制，因此当时我提出了动态观察病情变化的治疗策略。但患者2015年的整个治疗过程存在着很多问题，也体现出部分医生的临床分析能力有待提高。首先，对化验结果进行判读的能力有待提高，例如在患者所提供的6月份的血常规检查结果中出现了血嗜酸性粒细胞增高，而且在此后嗜酸性粒细胞仍继续增高，可惜当地的医生对此没有重视，也没有积极分析原因。嗜酸性粒细胞增高首先要警惕变态反应性疾病，而肺结核很少会出现这种情况。

再来解读T-SPOT.TB检查的意义，现在临床上应用T-SPOT.TB的情况越来越普遍，但是国内临床医生对它的解读却带有很强的主观色彩，往往随意进行解读。我觉得T-SPOT.TB检查应当由专业机构或者大医院内的中心实验室负责，以保障检测的质量。对T-SPOT.TB检查结果的分析应当个体化，年龄、性别、是否存在免疫缺陷状态以及发病的时间不同，T-SPOT.TB检查的阳性率也不同，年轻患者的阳性率高于年长者，病程短者高于病程长者。反过来考虑，一位年轻男性患者的T-SPOT.TB检查呈阴性是基本可以排除肺结核的诊断的。

其次，临床医生要勇于质疑自己曾经的判断，不要一条路走到黑。从影像上看，这位患者此次的肺部病变虽然在上叶，位于结核的好发部位，但是从3月份开始治疗后病灶反而扩大，5月份还出现了空洞，这不符合结核病治疗后的效果，特别是所谓的空洞其实只不过是扩张的支气管而已。而6月17日患者的病灶有所吸收并不是因为结核药有了疗效，而是通过纤支镜将支气管内的痰液吸除的结果。到7月份患者的病灶又再次出现在其他部位，但仍然有中央气道内分泌物的潴留，本可以趁这次机会质疑原先的诊断，结果再次错过了。

相关链接

什么是变应性支气管肺曲菌病？它的诊断标准是什么？

变应性支气管肺曲菌病是机体对存在于支气管内的烟曲菌抗原呈现的免疫反应，可引起肺浸润和近端支气管扩张。它的诊断标准可以用一个英文单词"PRACTISE"来记忆：P指血清中的烟曲菌的沉淀抗体，R指有影像学改变即肺部浸润影，A指哮喘，C指中央型支气管扩张，T指皮试有速发反应，I指血清总IgE水平增高，S指血清烟曲菌抗体水平增高，E指嗜酸性粒细胞增多。在实际临床工作中，由于沉淀抗体和血清烟曲菌抗体水平的检测并未普及，所以有RACIE这5个特征也可以诊断变应性支气管肺曲菌病。

病例39

现代医学进步的一个最突出的表现是制订出很多诊断流程，目前很多医院也在推广临床路径。为什么要做这些事？不仅是因为这些流程和路径可以最大程度地减少我们犯错的机会，也是因为流程和路径本身是从无数的教训和经验中得来的。所以我们要想成为好医生，要想诊断疑难病，是没有捷径的，老老实实地从最本分的事情做起才是最好的实现途径。下面的病例就是一个非常值得我们反思的误诊病例。

进行性头痛多次磁共振无异常
突发性呕吐脑脊液检查有高压

进行性头痛，多次磁共振检查显示无异常

几年前曾经有一件事震惊了全院，有一位科室主任患上了肺癌，诊断时已是晚期。有一天我遇到了他们科室的小商，问起事情的经过。我先说道："唉！人生正当年却发生这样的事情，有一种'出师未捷身先死，长使英雄泪满襟'的感觉。怎么发现得这么晚，难道没有临床表现吗？"

小商说："我们主任不吸烟的，从来没有咳嗽、胸痛这些呼吸道症状，每年体检拍过的胸片也没有报告异常。但我们主任是有高血压和高脂血症病史的，他的头痛已持续半年了，是有点弥漫性的疼痛，呈胀痛，因夜间常常难以入眠，于是他找到本院的神经科医生，做了MRI。放射科和神经内科医生都没有在MRI结果中发现明显异常，于是考虑我们主任的症状是由高血压和压力过大引起的，就给他用了些止痛和改善循环的药物。"

我问："后来又是如何确诊的呢？"

小商说："在入院前的半个月，我们主任的头痛开始加重了，呈阵发性，

在他入院前4天起出现了恶心和呈喷射性的呕吐。最后一天，就在他出门诊之际，他出现呕吐并伴有意识丧失。"

我大惊道："这不就是颅高压的症状吗？难道头颅MRI这时还是显示没问题吗？"

小商说："说来奇怪，主任住院后再查MRI还是没发现问题，至少报告上是这么显示的。不过主任做了腰穿，发现脑脊液的压力高达200 mmH$_2$O，脑脊液中的葡萄糖浓度和蛋白浓度均在正常范围内，只有氯化物浓度轻度下降（110 mmol/L）。脑脊液中的细胞数也不多，所以最初当作是病毒性脑炎。"

我也迷惑不解："对呀，那病变是在哪里呢？"

全身排查，诊断为肺癌脑膜转移

小商说："主任生病后，院领导也很重视，所以为主任进行了全身排查。主任的CEA为5.16 μg/L，只是略高于正常上限，在主任的胸部CT中发现右中肺有一个结节（图1），穿刺后确诊为中分化腺癌。"

我说："肺癌通常会出现脑实质的转移，为什么MRI发现不了呢？"

小商说："主任的病就奇怪在这里，后来他去做了PET/CT，发现他的颈、胸、腰椎均有多处结节样浓聚。所以认真解读头颅MRI结果的话，会发现脑脊膜其实还是有一些异常表现的，应该是肺癌的脑膜转移，这种情况实在太少见了。"

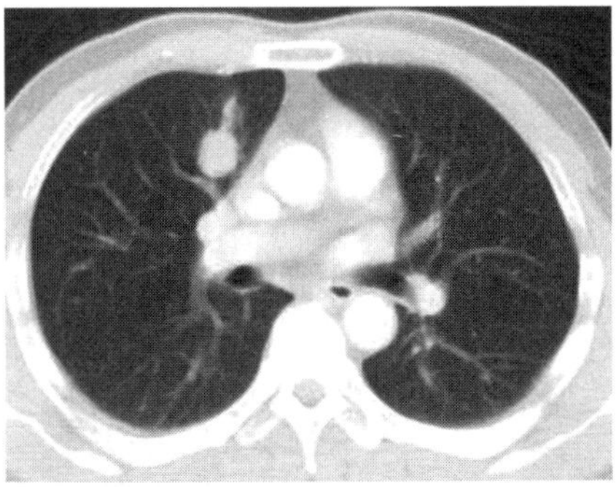

我说："肺癌的脑膜转移？以前还真没听说过，他的颅压这么高，这得有多大的忍耐力啊！"

小商说："是啊，后来我们查阅文献发现肺癌脑膜转移的情况其实也不少，见于约5%的肺癌中，随着肺癌患者生存期的延长，脑膜转移的病例有逐

图1 胸部CT显示右肺中叶内侧段有一直径2 cm类圆形结节

年增加的趋势。脑膜转移多为血源性，主要经过动、静脉和淋巴系统。肺癌原发部位的肿瘤细胞脱落进入血液中，通过循环到达脑内，可能主要是在脑内的皮质和髓质交界处或脑膜上停留、生长。"

为何 MRI 未能发现脑膜转移？

我问："那为什么 MRI 看不出来呢？"

小商说："这其实也是令我们困惑的事，从原则上说，脑膜转移的诊断中最有价值的诊断手段是脑部 MRI，肿瘤在 T_1W 上呈低信号，在 T_2W 上呈高信号，增强扫描 T_1W 成像的敏感性最高。其实认真看主任的 MRI 结果的话，我们觉得脑膜表面是有不规则的小突起或者结节的，此时应结合临床表现以及脑脊液的性质或者脱落细胞的检查结果来分析。临床中，脑脊液中脱落细胞的阳性率一般在 30%～50%，所以如果能早一些进行脑脊液检查的话，也许能早一些诊断。"

我说："的确啊，现在的医生凡是遇到头痛的患者都会让患者做 MRI 或者 CT 检查，这两项检查的结果如果是正常的，好像就没有神经科的事了，其实很多脑膜的病变是必须要做脑脊液检查才能弄清楚的。"

小商说："是啊，我记得 2013 年的《健康报》上曾有一期讲过脑脊液有脑膜肿瘤诊断上的意义，说到过一种细胞数正常但是蛋白增高的现象，这时要高度警惕脑膜肿瘤。其实简单的检查有时也是很有用的。"

感　悟

在现代医疗器械越来越先进的今天，我们医生在了解各种仪器的优点的同时也一定要知道它们的局限性，不要盲目依赖于高精尖的检查而懒于做基本检查。同样，医生也要了解各种化验室检查的意义，希望大家都能吸取教训，不要再犯相同的错误。

病例40

记得著名的医学教育家威廉·奥斯勒曾经说过一句话："发热、饥荒和战争是人类的三大敌人，而其中发热是最大的敌人。"对于临床医生而言，发热是最令人头痛的临床症状，有时查来查去都没有结果。在病例讨论中，发热待查是最烧脑的猜谜游戏；在《诊断学》的第一篇中，发热也稳坐第一节。今天我要讲述的这个发热待查病例一定会让你大呼过瘾。

发热原因愁断肠
PET上场解谜团

长期发热原因未知，诊断陷入困境

罗主任是外科主任，今天他带了一位老乡来呼吸科冯主任这里求治，罗主任说道："我这位老乡这半年来患了一种怪病，莫名其妙就发热，有时高热有时低热，没有任何规律。他也做过不少检查，除了CRP和血沉随着体温波动外，其他的化验（肿瘤指标、自身抗体、免疫指标）结果均显示正常，胸部CT、腹部超声和心脏超声也均显示正常。他去了上海的两家大医院看过病，也没发现什么问题，上海的医生说他可能是功能性发热。"

冯主任看了看患者厚厚的病历资料，顿觉头痛，最怕这种没有一点线索的发热待查患者了。于是她前去详细询问患者病史。患者出现发热的确非常蹊跷，这半年来可以十天半个月都正常，也可以突然之间就无缘无故地发热，然后第二天又正常了。在你觉得他没事的时候，他又发热了，让你猝不及防，而且患者自我感觉良好，没有其他诸如咳嗽、腹痛、关节痛等症状，认真为患者查体后也没有发现任何可疑的迹象。能用的抗生素都用过一轮了，后来发现患者的症状没有任何改善。怎么办？冯主任焦虑地问着自己。

"要不做个PET吧！"冯主任对患者说道。

"这项检查有用吗？我都做了那么多检查，还是没发现问题。"患者疑惑地问道。

"我们一般认为不明原因的发热有三大原因——感染、自身免疫性疾病和肿瘤，对于你，首先可以排除感染，因为各项检查结果都不支持；自身免疫性疾病也基本排除，因为你没有关节疼痛和皮疹表现，且自身抗体和血管炎抗体的检查结果也正常；现在最大的可能就是肿瘤性疾病了，但常规检查并没有发现你哪里长癌了。PET检查是利用特殊的显影剂以及肿瘤需要葡萄糖来维持高消耗的特点，通过PET影像技术找到摄取率高（也就是吃糖最多）的病变，再进行检查。也就是说先要找到问题出在哪了，再想办法知道是什么问题以及如何解决。"

PET上场真凶现，困扰终消除

患者想了想后接受了做PET检查的提议，毕竟这样反复发热也不是个事呀。做好PET检查后，结果让人大吃一惊，在患者左肺动脉的主干上有一坨肉样的肿块显示出贪婪的吃相，其摄取率很高，但并没有完全堵塞左肺动脉。

冯主任问患者："你平时活动时没有胸闷、气急的症状吗？"

患者回答道："我平时很少剧烈运动，走路和做些家务活时没有不适的感觉。医生，我这是什么情况呀？"

冯主任说："你这种情况在临床上还真是罕见，我推测是肺动脉肉瘤，发热原因总算找到了。肿瘤引起的发热在不明原因的发热中占15%～20%，文献报告以白血病、淋巴瘤这些血液系统肿瘤多见；在实体肿瘤中以原发性肝癌、肾癌多见，当然现在也发现在肺癌中出现的比例增高。肺动脉肉瘤的临床表现中以发热为主要和首发表现的还真不多，你这也算是可以报告的病例了。至于为什么你的呼吸系统症状如胸闷、气急等不明显，可能和你的病变没有发生在肺动脉主干以及血管没有完全堵塞有关。"

患者问道："为什么患了肿瘤也会出现发热呢？"

冯主任说道："肿瘤引起发热的原因很复杂，简单来说有这么几种，首先是肿瘤本身会分泌一些叫作内源性致热源的物质，包括肿瘤坏死因子、白介素等；其次是肿瘤生长迅速造成组织因缺血、缺氧而坏死，而坏死组织诱导正常白细胞产生内源性致热源，这些内源性致热源作用于中枢神经系统的下丘脑组织，导致温度调节点上调，引起发热。你这种情况可能属于第一种吧。"

患者问道："之前发热时用了那么多抗生素都白用了，这肿瘤性发热和感染所引起的发热有什么不同呢？"

冯主任说："肿瘤性发热热型多表现为忽然升高又忽然下降，我们称之为弛张热，或者说就如同你这种没有任何规律的发热。还有你虽然发热，但没有感染性疾病那种中毒症状，比如精神差、食欲不振等表现，而且长期抗生素治疗无效也表明不是感染性疾病。还需要注意有没有一些肿瘤伴随表现，如原因不明的类白血病反应、低血糖、皮肌炎等等。"

患者说道："谢谢医生，总算找到原因了，那接下来怎么办呢？"

冯主任说："这种病主要靠手术治疗，我已经联系好了，接下来你要转到心胸外科治疗了。"

感 悟

患者的手术很成功，患者术后恢复得也很好，再未有发热的情况。找到病因对患者来说是解除病痛的基础，对医生而言则如同解开一道难题般让人很有成就感。要庆幸现代科技为我们诊断水平的提高提供了越来越多的手段，也让以往那些难以诊断的病例有了新的诊断途径。

第五篇

不要放过任何蛛丝马迹

临床工作中要面临的问题纷繁复杂，临床医生要学会梳理工作重心，对疑难病例要细致观察以抓住蛛丝马迹，或重点突破、顺藤摸瓜。毕竟，再狡猾的狐狸也斗不过好猎手。

病例41

患上恶性肿瘤对于每位患者和他们的家属来说都是很残酷的事情，特别是对年轻人来说，美好的生活和充满未知的人生旅程才刚开始却可能戛然而止。但是正所谓"风起于青蘋之末"，有时候肿瘤的迹象可能早在几年前就有所显示，只不过这些迹象往往比较少见而容易被我们忽视，最终却让我们留下了无尽的遗憾。诊断的原则看似空泛且难以具体操作，但只有经历过失败之人才能深刻体会其中的含义。

间质性肺炎无从下手
诊断之原则切不可忘

最近我发现小刘情绪不太好，常常唉声叹气，一天中午趁着人少我走到他身边问道："怎么了？是家里有事吗？看你心情不太好。"

小刘道："是啊！我表弟生病了，他生了大病了，肺里长了个肿块。"

小刘的表弟今年31岁，在两三年前曾经找我看过病，当时他体检发现右下肺胸膜下有一些间质性病变，如网格影（图1），但没有什么症状，而且各项指标均正常。我当时也说不上是什么问题，本想建议他做个纤支镜检查，但他表弟因为害怕拒绝了。于是我就建议他每半年到一年做一下胸部CT，定期随访。不过一晃两三年过去了，年轻人因为工作忙，再加上对自己身体不重视，也没见他再做检查，没想到现在肺里长了肿块。

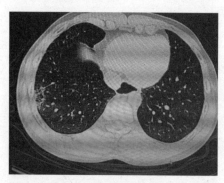

图1　2013年5月患者的胸部CT显示右下肺胸膜下不规则网格影

我急切地问道："是什么病？有症状吗？做检查了吗？"

小刘说："他近1个月来运动后有胸闷、咳嗽的症状，还有右侧髋关节疼痛。一开始他还以为是运动损伤，后来不适程度越来越重，于是就来看病了。来的时候一查发现他右下肺有一个大肿块，里面还有不规则的空洞（图2），右髋关节 MRI 显示破骨性改变。我已经给他做了肺穿刺了，结果显示是肉瘤样癌。"

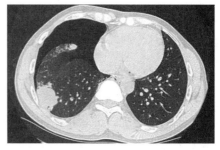

图2　2015年10月患者的胸部CT显示右下肺团块影伴右侧自发性气胸

"啊！怎么会这样。"我惊讶道，"你表弟是做什么工作的？他家族有没有肿瘤病史？现在CT上的间质性改变怎么样啦？"

小刘道："我表弟的父亲死于胃癌，所以我一直都比较关注他消化道方面的问题，这两年让他做了胃镜检查，结果还好。他没有烟、酒这些不良嗜好，不过他工作的环境不是太好，由于是化工企业，可能会接触一些有毒物质，不过他主要从事行政方面的工作，所以对一线化学品的接触也不多。至于CT上的间质性改变，奇怪的是当年的间质性病变消失了。唉，还是疏忽了呀！"

我说道："也不能全怪你，由于工作忙，我也忘记提醒你让他定期做CT随访了。其实当时他的影像学表现就很奇怪，我以前一直想不明白像他这样的年轻人怎么会有这样的影像。对于我们尚不能解释的现象，最好的处理办法就是密切随访。还记得诊断的原则吗？"

小刘看着我说道："诊断的原则有好多，比如'一元论'、非常典型的症状和表现是不多见的以及常见的多发疾病在临床上是多见的。"

我说："这些是我们经常说的诊断的原则，但这里我要强调其他几个原则，如危险的疾病在诊断的开始就不要忽视以及任何可能的疾病都要考虑到。这两点我们时常会遗漏掉。"

小刘若有所思，接着问道："那如何解释患者当时的间质性改变呢？难道是癌前病变吗?"

　　我被这个问题给难住了,但好在我曾经关注过特发性肺纤维化与肺癌的关系,也看过相关文献,于是我试着分析:"肉瘤样癌是一种发生率较低的非小细胞肺癌(NSCLC),其病理标本的组织成分复杂,同时含有上皮与间质成分,不同的组织成分常掺杂在一起,并有移行过渡区。多能干细胞(PSC)是由上皮癌组织通过上皮间质转化(EMT)逐渐形成的,而这种表型转换使肿瘤细胞摆脱了细胞间连接的束缚,表现出更强的侵袭性。现在想想,患者当时的间质性改变可能是由于在持续的环境影响下发生了EMT,所以患者虽年轻却出现了骨转移。"

感　悟

　　　德国医生斯佩奇(Speich)曾提出过诊断过程中的几个重要原则,分别是:①病史和详尽的临床检查是相当重要的;②危险的疾病在诊断的开始就不要忽视;③非常典型的症状和表现是较为罕见的;④常见的多发疾病在临床上是多见的;⑤任何可能的疾病都要考虑到;⑥不要轻率地排除诊断的可能;⑦要尽量拓宽思路,避免过于狭隘。在本例中给我感触最深的是第2条和第6条原则,不要因为患者年轻就轻易地将恶性疾病排除。

病例42

有时候疑难病的发现完全是靠医生的第六感，这种感觉似乎有点神秘莫测，但其实是一种建立在扎实的基础知识和平时善于观察的习惯之上的敏锐的感觉，如果你也想拥有这种"超能力"，那么请你平时多努力吧！

难以表达之乏力难在哪里
神秘莫测的感觉无法言传

好久没见到小黄了，真有点想他，我们是志同道合、趣味相投的同事。今晚值班时恰巧遇上了他，我们一起吃饭时聊了起来。

"最近有没有遇到什么疑难病啊？"我先下手为强。

"好像没有什么特殊的患者。"小黄停了一下，"不过有一个病例你一定会感兴趣。"

"快说！"我知道小黄说的有意思的患者一定没那么简单。

小黄说道："有一位50多岁的男性患者，最近3个多月出现乏力，他也说不上是工作累、压力大，就是突然一下子整个人没有了精气神，很容易疲倦，其他什么症状都没有。于是患者到附近的一家三甲医院就诊，查了很多指标，什么生化电解质、血糖、肝肾功能、肿瘤指标、自身抗体、血常规，均显示正常，也查了甲状腺功能，只发现FT_4轻度下降，胸部CT、腹部B超均显示正常，胃镜、肠镜也显示正常。"

我说："那不是傻眼啦！医生最怕碰到这样的患者。"

小黄说："是啊！当地医生也感觉无从下手，就这样1个月后，患者还是乏力待查，当地医生勉强下了一个甲状腺功能减退症的诊断。"

我说："这哪里是甲减，TSH没有异常，肯定不是这种病。不过那又会是什么病呢？总感觉有什么检查漏掉了。"

小黄说："是的，我当时也有这种感觉。于是我亲自询问患者病史并为他体检，再三询问患者后，患者说是短期内出现的乏力，所以这肯定有问题而且问题不小。同时，我不经意间发现患者皮肤很白，有点病态的白，所以我多问了一句：'你原来皮肤白吗？'没想到他说：'不，就最近人家说我白了不少。'突然之间我就想到了，就是阿基米德那种'我发现了'的感觉。"

我问："看你兴奋的！就是因为皮肤白？难道是内分泌的问题？"

小黄说："对了一半，我马上给患者检测了血皮质醇和性激素两个指标，结果两者都下降了。"

我说："这两种激素是不同的腺体产生的，两者都下降总不会是两个腺体都出问题吧。难道是……"

小黄说："是继发性的功能减退！问题出在脑子里，我们给他做了头颅MRI，发现垂体信号异常，最后明确是颅咽管瘤压迫垂体。这是一位垂体功能病变导致腺体继发性功能减退的患者。垂体前叶ACTH细胞先分泌一种叫阿片日促黑素细胞皮质素原（POMC）的前体分子，之后加工出较小的具有生物活性的片段，如ACTH、还有β-促脂素。所以当垂体功能下降时，皮肤色素也会发生改变。"

我说："原来如此，有时候非特异性的症状如乏力真是让人无从下手啊！"

感 悟

> 临床医生做久了，有时诊断一种疾病往往依赖于直觉。直觉这东西很难描述清楚，但它绝不是空穴来风，而是建立在长期的临床实践和扎实的理论功底之上的，也是建立在不断地训练和反思之上的。年轻的医生们，如果你们也想拥有这样的第六感，就请每天扎扎实实地工作和学习吧！

病例43

我们通常认为病理是诊断的金标准，但其实这个金标准是受很多条件限制的，包括病灶是原发灶还是继发灶、所获取组织的完整性以及疾病所处的时期等，诸多因素均会影响病理结果。因此，临床医生一定不能完全依赖于病理结果，而是要结合临床、影像和实验室检查综合分析，必要时要重复获取病理结果来证实我们的判断。

反复发热病理结果无帮助
多次取材找到真凶非易事

依据病理结果诊断为肺炎

夏医生最近遇到一个病例，非常棘手，他每天愁眉苦脸。我很理解他，对于一位病情复杂而又危重的患者，给予准确的诊断和治疗是每位医生都会有的急切想法。夏医生告诉了我患者的基本情况。

患者是位63岁的男性，因反复发热伴胸痛2个月，再发半个月入院。患者2个月前于无明显诱因下出现发热，当时体温39℃，伴畏寒、寒战，伴两侧肋弓处疼痛，于体位改变时出现，稍有咳嗽，不剧。患者至当地中心医院就诊，胸部CT提示左肺下叶肿块，纵隔、两肺门及锁骨下多发肿大淋巴结影，当时临床诊断为肺癌伴淋巴结转移，于是在CT引导下为患者行肺穿刺，病理结果提示肺泡间隔增宽，纤维组织增生，淋巴细胞、浆细胞浸润，肺泡上皮细胞增生，肺泡腔见少量吞噬细胞。于是当地中心医院将诊断改为肺炎，给予患者左氧氟沙星针抗感染治疗2周，之后患者体温恢复正常，并于胸痛好转后出院。患者2周前再次出现发热，体温最高为39℃，于是再次住院，这一次的胸部CT提示左肺多发病灶较前明显吸收，当地医生考虑胸部病灶为感染性病变，继续予患者拉氧头孢钠联合左氧氟沙星针治疗 1 周,但这一次治疗无效,患者持续高热,当地医生只好建议将患者转到上级医院就诊。

我问道:"查体有什么发现吗?"

夏医生说:"入院后患者仍有发热,在 38~39 ℃ 间波动,血压为 117/75 mmHg,浅表淋巴结未及肿大;双肺叩诊清音,双肺呼吸音粗,双肺未闻及明显干湿啰音;心率 88 次/分,律齐,各瓣膜区未闻及明显杂音;腹平软,无压痛,无反跳痛,肝脾肋下未触及。"

我问道:"患者以前有过什么基础疾病吗?"

夏医生说:"患者平素体健,吸烟 30 年,每日 1 包。"

我又问道:"那化验结果里有什么异常的情况吗?"

夏医生答道:"患者入院时的化验结果显示血白细胞 10.4×10^9/L,中性粒细胞 70.3%,血红蛋白 100 g/L,血小板 415×10^9/L,超敏 C-反应蛋白 129 mg/L。患者由于长期发热使消耗增加,白蛋白 28.0 g/L,免疫球蛋白 G 26.1 g/L,免疫球蛋白 A 4.310 g/L,补体 C4 0.888 g/L,免疫球蛋白 E 1279.0 kIU/L,血沉 102 mm/h。患者的血肿瘤指标均在正常范围内,后腹膜肿块超声检查+浅表淋巴结超声检查显示双侧腋下多发淋巴结可及,双侧腹股沟区多发淋巴结可及。"

本病例的诊断思路

我问道:"让我们比较一下患者的两次影像学变化吧,最直观的感觉是纵隔淋巴结明显肿大,而且这些淋巴结有融合的趋势,此外在两肺可见有些粟粒样影。我觉得需要鉴别的疾病包括结核、结节病、淋巴瘤和纵隔型肺癌,你觉得呢?"

夏医生说:"我们也是这么考虑的。首先我们当然考虑是结核,因为患者血沉高,纵隔淋巴结肿大又有肺内病灶,但疑点是其之前进行的抗感染治疗曾一度有效,而且肺部穿刺检查未发现肉芽肿性结节。此外,纵隔淋巴结影像学改变缺乏环形强化的特点,这也是不支持纵隔结核的地方。"

我继续问道："那考虑过结节病、纵隔型肺癌和淋巴瘤吗？"

夏医生说："通常结节病患者的淋巴结肿大是对称的，而且不会融合，一个个淋巴结像一块块土豆似的堆积起来，而且结节病患者通常不会有高热的表现，因此这种病可能性不大。纵隔型肺癌我们也考虑过了，但是有两个因素让我们认为其可能性小，一是纵隔型肺癌很少有高热症状，二是患者有如此明显的淋巴结肿大表现但肿瘤指标却均正常。"

我说："看来还需要在新的活检标本里再找找看有没有什么新发现。"

夏医生说："我们先为患者做了电子超声支气管镜检查，患者管腔通畅，黏膜正常。超声所见纵隔有多个淋巴结肿大，内部回声分隔，边界清晰改变。我们使用穿刺针进针，负压吸引后在病灶处反复进退穿刺针15次，抽出少许组织条和少许血性液体，予送检病理。"

我问道："那穿刺病理的结果是什么？应该可以诊断清楚了吧！"

夏医生说："本来我们也寄希望于穿刺的结果，但是淋巴结穿刺显示纤维素样渗出物内见散在淋巴细胞及小块软骨，软骨周纤维结缔组织伴炭末沉积。这个结果让我们很尴尬，无奈之下我们请了结核病院的朱主任会诊。朱主任阅片后认为患者的纵隔、肺门淋巴结明显增大，但增强后无明显环形强化，无低密度坏死灶，并不是非常符合结核的影像改变，可行T-SPOT.TB检查辅助诊断。由于不排除淋巴瘤等血液肿瘤，因此建议尽早为患者行骨髓穿刺检查。"

我问道："患者接受了什么样的治疗？病情是如何变化的？"

夏医生说："患者先是接受美罗培南抗感染治疗1周，但体温仍高，于是我们将抗生素更换为头孢哌酮钠舒巴坦钠2.0 g静滴每日2次，联合左氧氟沙星500 mg静滴每日1次抗感染治疗。目前看来有一些效果，虽然患者仍有午后发热症状，但体温峰值有所下降，最高体温为38.2 ℃。我们又为患者做了T-SPOT.TB检查，结果显示阳性［结核分枝杆菌（MTB）抗原早期分泌性抗原靶（ESAT-6）>50，MTB抗原培养滤液蛋白10（CFP10）为30］。此外，患者的血GM试验呈阴性，OT试验呈强阳性，我们开始偏向于结核的诊断。但是否要试验性进行抗结核药物治疗还拿不准。"

我问道:"现在应用了左氧氟沙星抗感染,但由于它对结核也有一定治疗作用,会不会干扰我们的判断呢?现在治疗后患者体温有所下降又能不能排除结核呢?"

夏医生说:"正在我们以为患者症状好转的时候,患者又再度高热了,以午后发热较为明显,最高体温为39.6 ℃,无畏寒、寒战,无咳嗽、痰。患者的降钙素原定量检测结果显示正常,C-反应蛋白为121 mg/L。患者复查胸部CT平扫,检查显示右肺弥漫微小结节,右肺上叶条片影,左肺下叶模糊斑片及小结节影,右肺上叶后段少许支气管扩张,右肺斜裂包裹性积液,两侧胸腔少量积液(图1);纵隔多发肿大淋巴结,胸椎脊柱旁两侧多发后肋骨骨质破坏改变,周围伴软组织肿块影,多个胸椎椎体骨质破坏改变(图2)。我们又担心会不会是肿瘤性疾病。"

我说道:"很少会有肿瘤表现出如此高热的症状,我觉得还是像结核,因为结核也会出现在骨骼和肌肉组织中,我们称之为寒性脓肿。现在最重要的就是要获取完整的组织,然后通过病理来明确诊断,能不能再为患者做一次电子超声支气管镜检查呢?"

夏医生说:"我们也是这么想的,但患者是死也不肯做了,我们只好再为患者详细查体,发现患者左锁骨上淋巴结肿大。真是天无绝人之路,之后就在这个淋巴结上做了穿刺,病理结果显示多量多核巨细胞反应,被膜及淋巴组织

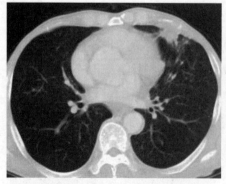

图1 肺窗可见散在结节和小树芽征

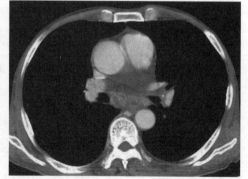

图2 纵隔窗可见纵隔多发淋巴结肿大,增强见环形强化

间纤维增生伴多量浆细胞和中性粒细胞浸润，符合肉芽肿性炎改变，抗酸染色也找到了抗酸阳性杆菌。真相终于出来了，于是我们安排患者转院进行治疗。"

反思误诊原因

我说道："结核这种病对临床医生来说真是既熟悉又陌生，熟悉是因为结核在我国发病率很高，我院每年都会诊断出数百例的病例；陌生主要是因为结核的影像学表现实在是多种多样，且与其他疾病存在交叉。比如这位患者一开始的肺部穿刺结果未证实是结核，以及患者抗感染治疗后的一度好转，都造成了我们思维上的错误判断，所以我们要理性地看待病理结果，对于病理标本的取材部位及大小都要全面分析。本病例中患者第一次肺穿刺的结果可能是结核渗出性病变，组织和血液供应是完好的，在巨噬细胞作用下，结核分枝杆菌被吞噬，而且由于缺乏肉芽肿，病理表现并不典型。此外，我们也可以看到第一次治疗后患者的部分渗出病灶已完全吸收。"

夏医生问："那为什么纵隔淋巴结穿刺没有发现肉芽肿性病变，而锁骨上淋巴结穿刺却发现了呢？这又如何解释？"

我说道："这个可能还是与病理标本的大小和完整性有关。纵隔淋巴结穿刺活检术对于操作者的要求比较高，比如本患者纵隔淋巴结中有小块软骨，可能穿刺时经过软骨，因此穿刺中阻力很大难于获取深部组织标本。而浅表淋巴结穿刺则相对不受这些干扰，获得的组织标本完整性好，因此才找到了肉芽肿。这提示我们遇到这样的疑难病例时一定要对患者全面体检，并寻求多部位的活检以明确诊断。"

感 悟

病理虽说是诊断的金标准，但受取材位置和组织标本大小等多种因素的影响，可能未必能与临床判断相符合。这个时候，一方面要尽可能寻找到合适的组织标本以进行病理学分析，另一方面只要其他证据（影像及化验结果）充分，可以考虑进行针对特殊疾病（如肺结核）的诊断性治疗，以此来反证临床判断。

病例44

参与会诊后，我遇到过各种各样的病例，也经历过很多不可思议的事情。我们万万不可用老眼光来看新问题，否则将失去很多诊断的机会，特别是不要将特定疾病只框定在特定人群中，从而过早地限定住思维。在医学上凡事皆有可能，这句话是要谨记的。

气急高热为何胸片报告正常
症状体征分离结果让人震惊

症状体征分离，如何诊断？

这个病例是我在急诊室里遇到的，急诊观察室的小董给我打来电话："沈医生，我们这边有位快80岁的老太太得了一种怪病，气急很明显，但胸部CT中又没有发现很明显的病灶，你来看一看吧。"我一听，挑战怪病这可符合我的口味，于是处理完手中的事情后我立即来到观察室。

小董先给我介绍病情："老太太今年78岁，发病比较急，发热、咳嗽、气急10余天，气急越来越明显，现在面罩吸氧已10 L/min，但氧饱和度却只有90%。胸部CT见两肺弥漫性磨玻璃影（图1），仿佛是谁用细砂均匀地铺满了肺泡腔。血常规显示白细胞偏高，中性粒细胞71%，C-反应蛋白只有40 mg/L。血气分析显示酸碱度7.454，氧分压55.2 mmHg，二氧化碳分压34.1 mmHg。免疫球蛋白大致正常，血沉56 mm/h，肿瘤指标正常，肝功能中转氨酶轻度增高，肾功能正常。"

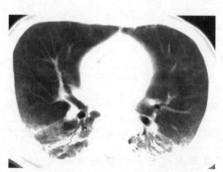

图1　胸部CT显示两肺弥漫性磨玻璃影

了解完基本情况后，我们去看患者，第一眼就发现老太太很虚弱，端坐位用面罩吸氧的情况下老太太还在大口喘气，我于是询问家属："患者以前得过什么病吗？"

"我母亲近一年总得一些怪病，在老家医院一直看不好，最主要的就是口腔白色念珠菌感染，用制霉菌素涂口腔以及口服氟康唑治疗效果不理想。"

我听完后将患者的吸氧面罩摘下，打开手电筒观察患者的口腔，果然在两侧口腔内都见到了一块块白斑，口周可见疱疹。于是我问道："是不是这一年里她经常患有口周边的这种疱疹？其他还有什么情况？"

患者家属答道："是的！口周疱疹经常发出来，还有这一年她3次因肺炎住院。"

"是吗？"我诧异了，虽说老年人体质弱，但一年内患3次肺炎这样的情况毕竟少见。接着我对患者肺部进行听诊，除了呼吸音减低外，并没有听到任何啰音。这似乎也不像通常所见的肺炎呀！患者的心脏除了心率快外，没有杂音。至于患者的腹部体征，则没有异常。

发散思维，相关检查提示艾滋病

回到办公室后，我打开电脑里患者的CT图像，努力从脑海中搜索可能的答案，突然我意识到患者一年来的种种迹象预示着她免疫状况恶化，而背后的恶魔可能是……

我开出了会诊意见，建议完善检查，为患者做淋巴细胞亚群和HIV抗体检测，治疗上使用甲泼尼龙琥珀酸钠（甲强龙）进行短期激素治疗，加用卡泊芬净，停用之前的抗细菌药物。

两天后小董再次和我联系，并告诉我患者后来的病情。患者的淋巴细胞亚群结果显示淋巴细胞总数900 M/L（正常参考值1200～3400 M/L），总T细胞537.9 M/L（正常参考值690～1760 M/L），CD4⁻T淋巴细胞亚群1.8 M/L（占淋巴细胞总数的0.3%），CD4/CD8只有0.22（正常参考值0.7～2.2）。这个结果出来后我已猜出后面的结果，于是我说："让我猜猜，这老太太是不是患了艾滋病，HIV抗体呈阳性，对吧？"

小董说："嘿！你真神了，你怎么猜到是这种病的？老太太患这种病真是没想到啊！"

对病例的思考

我说："现实真是有些残酷，我们很多医生对艾滋病还感到陌生，对这种疾病的临床表现也不熟悉，特别是对它的印象还停留在性行为混乱的年轻人群中，但其实这10余年来，艾滋病老年患者的比例明显增加，所以不能因为患者高龄而排除了这种可能性。"

小董好奇道："关于这点，我们的确存在先入为主的思维方式，不过患者的临床表现这么多，你又是如何考虑和分析的呢？"

我说："患者的临床表现虽多，但归纳起来就一点——免疫功能的严重下降。口腔白色念珠菌感染就是一个典型表现，这种病只有在患者全身或者局部免疫功能受严重抑制时才会出现，比如长期雾化吸入激素或者全身大剂量使用激素，但即使如此，经过局部口腔清洁和制霉菌素涂抹后，口腔白色念珠菌感染也能好转。而这位患者并没有这方面的用药史，年纪这么大了也不太可能存在原发性免疫功能缺陷，那最后只能考虑是继发性免疫功能缺陷了，而艾滋病是后者中的常见类型。"

小董继续问道："那患者的肺部病变是什么情况？为什么患者气急这么厉害呢？"

我答道："肺部病变是艾滋病的一种机会性感染，叫肺孢子菌肺炎（PCP）。这种病的病原体是一种特殊的真菌，通常在免疫功能缺陷患者的体内才会看到，它一旦暴发起来却是非常可怕的。肺孢子菌引起的肺部损伤与其他常见的病原体不同，主要是炎症反应所致，会出现类似肺泡膜受损、弥散、功能减退等表现；另一方面，肺泡巨噬细胞功能减退，导致肺泡蛋白堆积，肺泡内填充着一大堆废物，自然影响肺泡的气体交换，所以患者的低氧血症如此明显。本病在临床表现上有看似矛盾的现象，其一是症状很重但体征很轻，肺部听诊没有啰音，因为它不是肺泡的渗出。还有一个矛盾是胸片看上去病变并不明显，但胸部CT可以发现弥漫性磨玻璃影。掌握这两个特点则能很快考虑到这种疾病。"

小董叹道："原来如此啊！今天收获不小，那要怎么治疗患者呢？"

我说："当然首先要进行原发病艾滋病的治疗，不过艾滋病是要专门医院收治的，不在我们讨论的范围内，单就PCP的治疗而言，针对病原体的药物有卡泊芬净和复方磺胺甲噁唑片（复方新诺明），前者价格太高，而且两者效果相当，所以首选复方磺胺甲噁唑片。前面说过本病引起的肺部损伤主要是炎症反应所致，所以也要用激素控制炎症反应。"

感 悟

> 这些年来，我们陆续诊断了多例艾滋病合并肺孢子菌肺炎的病例，因此对于艾滋病在国内的蔓延我们不能掉以轻心，临床医生也要对艾滋病的常见并发症有所了解。

病例45

随着影像技术的发展,很多疾病的诊断已变得简单,例如肺栓塞,因肺血管 CT 成像术的应用,在三级医院里肺栓塞已成为司空见惯的疾病了,但是肺栓塞可能只是全身疾病的一个表象,挖掘其背后的真凶才是对临床医生的真正考验。接下来要讲的就是一例确诊肺栓塞后却反复治疗且治疗效果不佳,让人有深刻印象的病例。

反复肺栓塞疑云密布
病史再探究谜底揭开

胸痛、发热,初诊为结核性胸膜炎

小丁是研究生刚毕业的年轻医生,平时爱钻研。临床上患者的表现多种多样,每天都充满挑战。这几天新的挑战来了,小丁对我说:"这位患者已是'二进宫'了,怎么办?"

我好奇道:"什么情况?"

小丁说:"患者是位 26 岁的女性,第 1 次住院是因为左侧胸痛、发热 2 个多月,右侧胸痛 1 个月,呼吸困难 20 余天加重 7 天。一开始起病时患者就被误诊了,当地医院诊断为结核性胸膜炎,并给予患者利福平、异烟肼等进行抗结核治疗。患者胸痛好转数天,后又加重,仍伴咳嗽、咯痰,偶带血丝。后来患者出现呼吸困难,还曾伴有血压降低到 80/40 mmHg,但奇怪的是以上症状经过消炎、抗痨治疗后好转,患者还出院了。又过了 1 个月,患者出现右侧背部疼痛,伴有呼吸困难,于是转到我院就诊。"

完善检查后诊断为肺栓塞

我问道："第1次住院时患者情况如何?"

小丁说："查体显示患者体温36.8 ℃（其间使用激素），血压120/70 mmHg，呼吸频率36次/分，心率122次/分，紫绀明显，颈静脉充盈不明显，双肺呼吸音增强，无哮鸣音，右下肺湿啰音，P_2亢进，三尖瓣区无杂音，肝脾肋下未及，双下肢对称无肿胀。患者的血气分析（吸氧条件7 L/min）显示酸碱度7.458，二氧化碳分压30.6 mmHg，氧分压66.8 mmHg。"

我说："让我们看看患者的影像吧，胸片上显示右中下肺片状浸润影明显，尖指肺门，肺动脉高压征象，右下动脉增粗，肺动脉段突出（图1）。我看是肺栓塞的可能性很大。"

小丁说："是的，我们为患者做了肺血管CT，两侧肺动脉主要分支上均见充盈缺损，肺栓塞诊断明确。患者的核素肺灌注显像显示左肺全肺未见明显血流灌注，我们考虑是完全性肺梗塞。但奇怪的是在患者的下肢B超中却没有发现下肢静脉血栓。"

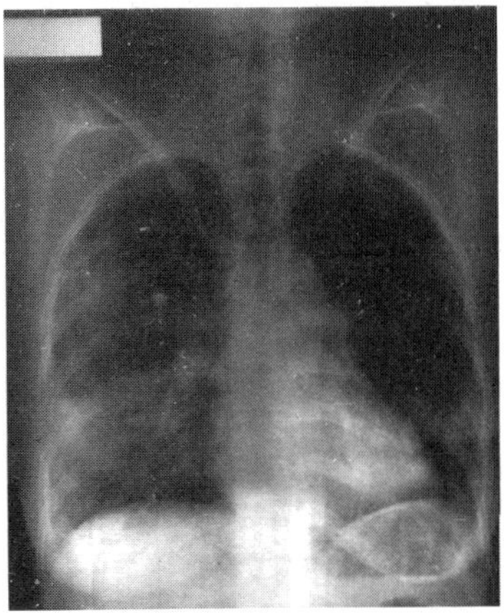

图1 第1次住院时患者的胸片

溶栓、抗凝治疗效果不理想

我问："那你们是如何治疗的？效果如何?"

小丁说："我们考虑患者是大面积肺栓塞，于是行溶栓治疗［重组组织型纤溶酶原激活剂（rt-PA）50 mg］及后续抗凝治疗。但奇怪的是患者在使用rt-PA过程中出现腿部发麻、呼吸困难及紫绀加重，心率达148次/分，呼吸频率48次/分，血压142/88 mmHg，给予患者地塞米松10 mg后病情较前好转，此后，我们在患者呼吸困难的时候多次给予其地塞米松，患者同时也接受了广谱抗生素治疗。经过以上治疗，4～5天后患者病情明显好转，但是仍然比较重，而且在7天以后患者的呼吸困难程度比入院时还要重。此时，我们为患者做了第3次肺部CTPA，发现肺血管内还是有大块栓子。"

进一步寻找肺栓塞的根源

我神情凝重，陷入深思："这个病例真的很有意思。纵观整个病程，患者临床症状时好时坏，但总体上呈渐进加重。从影像学资料来看，肺栓塞是肯定有的，但这不应该是最后的诊断，进一步的问题是，栓子来自哪？是最常见的下肢静脉血栓吗？但患者的深静脉B超检查结果为阴性已排除了这种可能，且患者似乎没有血栓形成的高危因素（如服用避孕药或者从事某些长时间不动的职业）。还是瘤栓？患者这么年轻，没有发现原发肿瘤，就算是原发血管内肉瘤，这种肿瘤很少见且和患者病史也不相符，所以可先排除。"

小丁问道："那你考虑过溶栓效果不理想的原因吗？还有，患者第3次的CTPA肺窗显示右肺出现了多发的渗出灶，你认为是感染吗？"

我答道："我始终认为要用'一元论'来解释，搞清楚肺栓塞的病因才是重点。如果患者是年轻的育龄期女性，那么要将抗磷脂综合征考虑为一个病因，因为这种病的患者有习惯性流产和血小板低下的病史。所以患者的月经史和婚育史情况如何？"

小丁答道："患者在半年前顺产一女婴，起病前1个月刚刚人工流产，另外患者的血小板正常，抗磷脂抗体为阴性。"

我又陷入了思考："那么应该考虑更常见的原因，那就是肿瘤，也就是癌性栓塞。肿瘤本身高凝，易形成血栓，且可在血管腔内生长并形成瘤栓，但是因为患者较年轻，因此我也不怎么往这方面考虑。如果非要往这方面考虑的话，要怀疑血液系统的肿瘤，尤其是淋巴瘤。"

小丁问道："还有其他原因可以考虑吗？"

我说道："年轻女性肺栓塞的第3个可能的原因是结缔组织病，这种栓塞实为免疫相关的炎症反应所致。那么该患者是否有其他脏器受累，如关节、皮肤、肾脏受累？实验室检查结果有无此方面异常呢？"

小丁说道："没有其他脏器受累，自身抗体也是阴性的。"

我突然想到了什么："患者人工流产后的月经情况怎么样？入院后β-HCG有没有查过？子宫附件B超有没有做过？"

小丁说道："患者发病前1个月尿检β-HCG为阳性，之后停经40余天，在当地医院先后行药物流产和刮宫术，当地医生嘱患者复查妇产科B超，患者没有遵嘱。之后患者因无明显异常，正常上班。患者起病后在按结核性胸膜炎治疗期间出现阴道出血，又过了3周再次出现阴道出血，出血量较少。我想这应该就是月经吧，至于β-HCG还没测过。"

过了一天，小丁兴奋地拿着报告对我说："患者的血β-HCG＞2000 U/L，B超显示典型的绒毛膜癌，看来问题水落石出了。"

我说道："现在问题清楚了，所以之前的溶栓没有效果反而可能加重病情，原因就在于溶栓不仅不能溶解癌栓，反而可能使之容易脱落进入血管。"

小丁叹道："真没想到原来肺栓塞这么不简单，诊断过程如此曲折。"

我说道："是啊！诊断疑难病例时其实更要强调询问病史的重要性，例如在本病例中首先我们应该对患者月经的时间间隔和出血量保持充分警惕，其次我们要记住不要满足于表面诊断，肺栓塞的影像学诊断没有丝毫难度，但我们要牢记完整的诊断思维——疑诊、确诊、求因，一定要注意找到真正的原因。"

感 悟

患者随后继续进行抗凝治疗，并马上进行化疗。1个疗程后患者明显好转，3个疗程后患者出院。3个月后患者到我院随访，这时已经看不见肺动脉主干上的阻塞了，但是外周还是有一些瘢痕影，而且患者已经能走路了，没有气急和胸痛的症状。就是患者的头发全掉了，戴着假发。好的医生有时候就像福尔摩斯一样不轻易结案，抓住所有可疑的线索，直到找到真凶才罢。

病例46

我们经常处于认知的盲区，我们认为糖尿病患者一定有血糖增高的现象，高血压患者一定有血压增高的现象，还常认为痛风患者自然有血尿酸的增高。但是正是这样的认识误区让我们陷入了误诊的旋涡之中，无法自拔。如果又遇上患者临床表现不典型的情况，那么我们很有可能就如同进入陌生的森林中，四处乱窜却找不到出来的路。还是那句话，只有抓住疾病的病理生理机制，从本质上认识疾病，才可能站在高处俯瞰疾病的全貌。

突发高热联合用药无效果
巧取积液患者症状全消除

突发高热，联合用药无效果

发热待查是每位医生都头痛的临床症状，常常查来查去都查不出问题，于是需要全院讨论。这不，我又接到了医院病例大讨论的通知，感染科金主任先汇报患者病史。

患者是一位近60岁的男性，患有先天性心脏病（法洛氏三联征）多年了，虽然身体状况不佳，但老人家觉得身体还过得去，只是没拗得过儿子的一片好心，于是到医院来做手术。患者住院第2天，术前准备做了一个心导管造影；第3天上午，术前准备静脉输入了头孢呋辛钠，中午患者打了两个喷嚏，2小时后出现了畏冷、高热（体温为39℃）。我们为患者紧急检查了血常规，显示白细胞4×10^9/L，C-反应蛋白40 mg/L，然后我们经验性地让患者用上了盐酸莫西沙星片和磷酸奥司他韦胶囊（达菲）。可是就这样用了3天药，患者仍是每天畏冷、高热，没有其他不适，胸部CT、上腹部B超、心超检查也都没有发现异常。心外科觉得很棘手，于是将患者转给了感染科。

感染科接手后为患者做了一通检查，从结核分枝杆菌检查（如T-SPOT.TB）到曲菌检查（如GM试验）以及流感病毒检测，结果都是阴性的，患者在发病第5天曾在一次查体中发现肝区叩痛，感染科本想着可能找到原因了，就为患者行肝脏CT检查，结果还是正常的。发热第5天患者的情况没有丝毫改善，血白细胞在（3～6）×10⁹/L范围内波动，但是CRP却越来越高，达到了120 mg/L，降钙素原多次检查的结果均在正常范围内，而3次血培养结果均呈阴性。于是我们将盐酸莫西沙星片和磷酸奥司他韦胶囊（达菲）停掉了，改用了利奈唑胺片（斯沃）联合亚胺培南西司他丁钠抗感染3天，患者的体温略有下降，在38.5～39 ℃间波动。这下子感染科真是慌了，于是通知医务科组织多学科讨论。

发热原因是什么？

医务科马科长说："这是一个比较复杂的病例，先请金主任分析一下。"

金主任说："患者是位先天性心脏病患者，在发热的前一天又做过心导管造影，所以我们自然而然想到的是血流感染，但患者的3次血培养结果都是阴性的且血PCT正常，这不符合血流感染的表现。另外我们为患者做了3次心超，昨天还特地请了我们做心超最好的何医生为患者做了食管超声，结果报告均提示心瓣膜无赘生物，因此心内膜炎这种可能性也排除了。至于患者的肺、腹部脏器、泌尿系统，我们也都查过了，没找到一丁点感染的证据。再说说用药，我们把革兰氏阳性菌、阴性菌、不典型的病原体（包括支原体、衣原体）还有病毒都覆盖了，结果还是没效果。我开始怀疑患者患的可能不是感染性疾病，因此请大家来讨论讨论。"

我作为呼吸科医生接着发言："从患者的胸部CT影像上看，肺部没有明显渗出，且患者没有呼吸道症状，因此可以排除肺炎。从以上各项检查结果来看，我觉得可以排除感染性疾病，除了因为应用广覆盖的药物均没有效果外，还因为患者的一般状况太好了，能吃、能喝、能睡。我想问一下患者的其他化验结果有异常吗，如自身抗体？"

金主任答道："自身抗体结果正常，但有一个化验结果有些奇怪，我们在监测生化结果变化时发现患者入院时尿酸还有 550 μmol/L，但发热后却一度降到 200～300 μmol/L，不知这是什么原因？"

风湿免疫科的薛主任好奇道："患者这几天有关节疼痛的情况吗？"

金主任答道："每天查房时我们也关注患者有没有其他伴随症状，但患者除了发热以外还真没提过有其他不适。"

薛主任说道："我刚才去看过患者，发现患者关节有些肿胀，特别是右膝关节肿胀比较明显，询问患者后发现患者下床后有明显的关节疼痛感。而这段时间患者基本上没有下床活动过，因此掩盖了其疼痛的症状。"

金主任问道："不知薛主任是怎么考虑的？"

薛主任答道："我觉得我们的焦点不要总放在感染性疾病上，还要考虑一些代谢性疾病，我高度怀疑患者的发热是痛风所致。"

出乎意料，症结竟是痛风？

马科长好奇道："痛风？为什么患者关节疼痛的症状不明显，而且尿酸水平不仅没有增高，反而较入院时还有所下降呢？为什么痛风会引起高热呢？"

薛主任说道："的确临床上 90% 的痛风急性发作不伴有或者仅有轻微的全身症状，以高热为表现的非常少。痛风急性发作加重时，由于尿酸在血液循环差的地方（如关节内）沉积结晶，这时候循环中的尿酸水平反而下降。另一方面，急性发作时肾上腺皮质激素分泌过多，促进了尿酸排泄，也使得尿酸水平无明显增高。只有在痛风急性发作后测定尿酸水平，才会发现尿酸水平增高。尿酸结晶会诱发炎症因子，从而导致发热。至于为什么患者关节疼痛的症状不明显，可能是由于滑膜急性炎症不如关节周围软组织炎症明显。"

我问道："患者平时没有痛风的症状，是什么原因会使患者突然出现痛风的急性炎症反应呢？"

薛主任说:"这个目前还无法定论,我个人觉得首先是因为这位患者有先天性心脏病,他在不吸氧的状态下氧饱和度也只有90%,活动后气急就更明显了,此外其四肢冰冷,表明有周围循环不良的情况存在。另外患者在发热的前一天做心导管检查时,曾被给予过造影剂,我们知道造影剂的使用可能会诱发肾小管排泄障碍,从而导致尿酸排泄减少,也可能诱发痛风。"

我问道:"那接下来怎么办? 我们是否可以停用抗生素了?"

薛主任答道:"可以的,我准备在患者肿胀最明显的右膝关节处进行关节腔抽液,然后在关节腔内注射复方倍他米松注射液(得宝松),你们等着看吧,奇迹会发生的。"

讨论结束后,薛主任为患者进行了右膝关节腔的抽液术,抽出了深黄色的关节液,并为患者注射了得宝松,同时停用了所有抗感染药物,我们屏息期待着第2天的到来。第2天神奇的事情发生了,患者再也没有畏冷、发热的症状,困扰我们1周的发热终于结束了,我们松了一口气的同时也眼界大开。

感 悟

> 常见病的不典型表现有时比少见疾病还少见,因此很容易被误诊、误治。很多时候只有再回过头来重新审视,才能发现原来我们对疾病的认识还远远不够。一个个不典型的病例,从另一角度让我们加深了对疾病的认识,特别是病理生理机制方面的认识,这也算是疑难病赠予我们的礼物吧!

病例47

疾病总是有很多面孔，有些我们熟悉，有些却很陌生，但总有些蛛丝马迹可以被我们发现。有时候考虑到患者的病情和身体状况，无法实施某些侵入性操作，但有些简单的检验却可以帮助我们诊断。此外，在遇到困难时及时向同行请教，有可能会帮助我们诊断疑难病。

气急恶化诊断一头雾水
查体化验共同解开谜团

气急、发热，患者病情迅速恶化

周末的一天下午，我值班整理患者资料时，8床的患者家属进来打招呼："沈医生，你好！这位是我们从上海请来的虞医生，他想来看看我妈妈的病情。"

我连忙站起来与虞医生握手，说道："我们早就想请一位专家和我们一起诊治这位患者，现在我们也很头痛啊！"

虞医生说道："不客气，让我们先了解一下患者的情况吧。"

我开始介绍病史，患者女性，54岁，因吞咽困难伴恶心、呕吐、上腹部疼痛1个月，发热半个多月入院。1个月前患者于无明显诱因下出现吞咽困难，进食米饭等时症状明显，自诉进食后出现恶心、呕吐症状，伴上腹部疼痛。患者症状渐重，伴发热，于是入住当地医院消化科。当时患者的胃镜检查显示慢性浅表性胃炎，上腹部B超未见异常；生化检查显示 ALT 102 U/L，AST 113 U/L，乳酸脱氢酶 602 U/L；血常规显示白细胞总数 3.6×10^9/L，中性粒细胞 82.2%，血红蛋白 129 g/L，D-二聚体 1100.0 μg/L，C-反应蛋白 10.4 mg/L；急诊血气分析显示酸碱度 7.477，二氧化碳分压 36.1 mmHg，氧分压 62.7 mmHg；痰培养显示白色假丝酵母菌2+，草绿色链球菌4+，干燥奈瑟菌4+；胸部CT显示两肺感染病灶，纵隔、右肺门多发肿大淋巴结。于是当地医院为患者行纤支镜检查，发现患者管腔通畅，未见明显异常，肺泡灌洗液检查未见肿瘤细胞和抗酸杆菌。

虞医生问道："患者之前患过什么疾病吗？"

我答道："患者有腰椎间盘突出病史3年多，没有其他疾病了，也没吸烟、酗酒等不良嗜好，家族中也没有什么遗传病史。"

虞医生问道："患者入院时的症状和体征如何？用过什么药？"

我答道："患者当时入我科时气急比较明显，因此原本计划的经皮肺穿刺检查也取消了。入院时患者口唇稍紫绀，球结膜无水肿，浅表淋巴结未触及肿大；上眼睑可见红斑，不突出皮面，无触痛；手指指端皲裂明显；双肺叩诊清音，双肺呼吸音粗，双肺底可闻及少量细湿啰音；心率102次/分，心律齐，各瓣膜区未闻及杂音；血压108/62 mmHg；腹软，无明显压痛及反跳痛，肝脾未及肿大，移动性浊音阴性；双下肢无水肿，胫骨前按压痛明显。我们先后给予患者比阿培南、左氧氟沙星、头孢哌酮钠舒巴坦钠、伏立康唑抗感染治疗，患者仍有发热症状。"

虞医生问道："你们这边做了哪些检查？结果如何？"

我答道："患者的检查结果显示免疫球蛋白E 622.0 kIU/L（正常参考值1～90 kIU/L）；GM试验0.79 μg/L；T-SPOT.TB检查呈阴性；肺癌相关抗原中神经元特异性烯醇化酶（NSE）24.5 μg/L，细胞角蛋白19片段4.7 μg/L，癌胚抗原18.37 μg/L，均有升高；巨细胞病毒DNA和甲型流感病毒通用型均呈阴性；心超检查显示左心扩大，瓣膜口轻度反流，左室舒张功能减退；浅表淋巴结B超检查未发现肿大。"

虞医生问道："你们是如何考虑患者病情的呢？"

我答道："还是诊断的问题，从影像上看我们首先考虑是结缔组织疾病相关的间质性肺病。我们请了风湿科医生会诊，会诊时观察到患者手指指端皲裂，颜面部纹理减少，我们考虑是系统性疾病如皮肌炎，但是患者的自身抗体为阴性又不支持这一可能。由于患者气急明显，我们还是用全身激素治疗，剂量逐渐加至 80 mg，每日 2 次。另外不排除特殊病原体感染如肺孢子菌等感染，于是我们加用复方磺胺甲噁唑片 3 片每日 3 次覆盖特殊病原体。最后，患者血肿瘤指标多项增高，我们也不排除肿瘤的可能。"

虞医生说道："你们考虑了这么多疾病，总得有个偏向性吧，我先去看看患者吧。"

排除多种疾病，痰检给出答案

我陪同虞医生一起看过患者后，虞医生问道："你们此前为患者肺部听诊时有什么发现？"

我说："我们听到 Velcro 啰音，这是我们怀疑患者有间质性肺炎的原因之一。"

虞医生说道："我刚才听诊时并没有听到，因为是否听到 Velcro 啰音对我们判断有没有间质性肺炎非常重要。我觉得可能的原因是某些成年女性正常呼吸时，肺底由于气体进入、肺泡打开，会有一些正常呼吸音被误认为 Velcro 啰音。但其实只要让患者深吸气，这种声音又会消失。但如果是病理性的，Velcro 啰音不会消散且会进行性加重。另外你们已用激素治疗多日，但患者症状改善并不明显，面罩吸氧 5 L/min 的情况下氧饱和度只有 90%，也不支持间质性肺炎的诊断。"

我问道："那你看是什么病的可能性大呢？"

虞医生说道："因为间质性肺炎的类型很多，如果是伴有血肿瘤指标增高的间质性肺炎，最有可能是肺血管炎，但目前患者的 ANCA 为阴性不支持这一可能。淋巴瘤也是要考虑的一种疾病，淋巴瘤是以细胞增生为主的疾病，因此也可以没有 Velcro 啰音表现，但是外院肺活检的病理结果显示以上皮细胞为主，也不符合淋巴瘤的特征。肺癌仍是我考虑的最可能的疾病，因为患者的肺癌抗原各项指标均增高，要知道这在非肺癌患者中是极为罕见的。同时我们要认识到肺癌的影像学表现和临床表现的多样性，还有我们要认识到肺癌的临床表现中有一些是伴发的表现，例如本患者皮肤的改变。"

我说道："这一点我们不是没有考虑过，我也多次通过痰检来找肿瘤细胞，但没有找到，现在又没有机会进行侵入性检查，怎么来证实你的判断呢？"

虞医生说："有时候对患者来说，最简单的诊断办法可能是最适宜的办法，也就是通过反复的痰检找脱落细胞。患者咯痰比较多，我们要警惕有一种叫作细支气管肺泡癌的肺癌就是以大量泡沫痰为特点的，不能因一两次的结果是阴性的而放弃痰检。"

我问道："那我们的治疗方案又要如何调整呢？"

虞医生说道："首先我建议将一些不太可能的疾病排除掉，这方面的用药也相应停用，如肺孢子菌肺炎可以排除，因此可停用复方磺胺甲噁唑片。曲菌、念珠菌这些真菌感染的证据也不充分，因此也停用相关药物。静脉注射用丙种球蛋白（静丙针）其实没有增强免疫的指征，反而有可能加重免疫紊乱，因此也停用。仅保留一种抗菌药，如头孢派酮舒巴坦即可。"

又经过3次痰检找脱落细胞，终于最后一次的痰检报告提示肺腺癌，患者要求转到上海治疗。

感　悟

> 医生在其职业生涯中会误诊和漏诊不少病例，几乎没有例外，但是我们要尽量做到勇于反省自己，在每一个错误诊断的病例中都要学到一些东西。所谓高超的医生，其高明之处往往在于看似不起眼的方面，例如在患者的日常体检中也能把握好细节。如果我们能日积月累地学习知识，想必终有一天也会成为"一棵医学界的大树"。

病例48

诊断疾病时要特别重视细节，疑难罕见病例常常临床表现多样，有时即使得到了组织病理结果也难以明确诊断。要寻求诊断的突破，就要重视那些平时被忽视的检验、检查结果，同时要更细致、全面地了解患者的症状，从细微之处着手才能柳暗花明，别有洞天。

全身水肿心包肿物诊断陷困局
突发尿崩水电紊乱谜底终揭开

多器官病变，病理诊断疑点重重

血液科谢医生是一位充满朝气的女医生，这几年她在血液科内逐渐崭露头角。这个月的月度疑难病例讨论由她主持，她首先介绍病例情况。

患者女性，43岁，因发现心包肿块6年，胸闷2年，腹胀2个月入院。2010年患者于无明显诱因下出现胸闷、气促，夜间或平卧时加重，坐起时症状缓解，最初未予重视。之后患者胸闷、气促症状逐渐加重，因一次晕厥摔倒被送至医院就诊。患者入院后的心超显示心包少量积液，心包壁增厚，右房内高回声团块，三尖瓣轻度反流。患者的PET/CT检查显示心包外形增大伴少量积液，前上纵隔沿右侧心包脏层局部、右心房及心耳缘可见不规则条形心包增厚，有稍高密度影，部分结节状，与右心房分界不清，^{18}F-脱氧葡萄糖（FDG）代谢异常增高，最大摄取值10.68；双侧腋下、腹股沟有小淋巴结影，FDG代谢轻度增高；双侧肩关节、髋关节及膝关节周围软组织增生，FDG代谢增高。当时医生在临床诊断时首先考虑是恶性病变，特别是淋巴瘤，因此为患者行右房肿物切除术，病理结果显示心肌组织内见异常T淋巴细胞浸润，退化的心肌组织间见异型淋巴样细胞浸润，CD3（+），CD2（+），CD20（-）。患者的出院诊断为心包淋巴瘤,患者术后未行放化疗。

2014年患者于无明显诱因下出现上腹部疼痛、腹胀,伴有胸闷、气急,无恶心、呕吐,患者曾赴北京某医院行细胞因子诱导的杀伤细胞(CIK)治疗2个周期(2014年12月和2015年9月);其间患者至当地医院查腹部超声,显示大量腹水,当地医院予患者腹水引流+腹腔灌注顺铂控制腹水,症状有所缓解。病情稳定了2年后,患者于2016年5月再次出现明显腹胀,胃纳差,伴有胸闷、体力下降,于当地医院行腹水引流+腹腔灌注顺铂后症状稍有改善,但短期内症状反复。2016年9月患者于杭州某医院就诊,PET/CT显示右心房内肿块FDG代谢异常旺盛,腹膜、大网膜及肠系膜区混浊伴FDG代谢旺盛,右侧腹股沟淋巴结增大伴FDG代谢旺盛。当时的医生考虑是淋巴瘤复发,于是为患者行右侧腹股沟淋巴结活检,病理结果提示肉芽肿性炎,淋巴结被膜下窦存在,淋巴滤泡间多量免疫母细胞样细胞增生活跃。但在患者的免疫组化检查结果中没有阳性发现。不久后,患者来我院就诊,为进一步诊治我们将患者收住入院。

患者入院时的体格检查显示颈部及锁骨上未触及明显肿大淋巴结,双肺呼吸音清,未闻及干湿啰音,心率72次/分,心律齐,腹膨隆,腹正中可见一长20~25 cm手术瘢痕,愈合可,无压痛、反跳痛,双下肢不肿,无神经系统体征。

患者的辅助检查结果中,血常规显示白细胞 $6.9×10^9$/L,血红蛋白130 g/L,红细胞比容0.419(正常参考值0.35~0.45),血小板 $222×10^9$/L,C-反应蛋白113 mg/L;生化常规显示白蛋白34.1 g/L,乳酸脱氢酶246 U/L,D-二聚体2280.0 μg/L;腹水常规显示外观黄色透明,李凡他试验呈阳性,有核细胞计数218/μL,中性粒细胞18%,淋巴细胞61%,单核吞噬细胞9%,嗜酸性粒细胞12%,腹水总蛋白53.4 g/L,乳酸脱氢酶176 U/L,葡萄糖5.80 mmol/L,腺苷酸脱氨酶18 U/L,腹水脱落细胞检查为阴性;女肿瘤六项、G试验、GM试验均为阴性;血 $β_2$-微球蛋白2166 μg/L;超声检查显示双侧颈部多发淋巴结、右侧锁骨上淋巴结、双侧腋下多发淋巴结、双侧腹股沟多发淋巴结可及;心超显示右房内中等偏强回声团块约2.2 cm×1.4 cm，右心局部心包略增厚。

分析病情，临床表现"四不像"

血液科施医师先发言："2010年患者起病时胸闷、气急，并有晕厥，赴医院就诊，心超发现右房内高回声团块，行右房切除术后，病理结果显示可在退化的心肌组织间见异型淋巴样细胞浸润，但免疫组化标记不足，患者之后未进行规范治疗且未出现晕厥等症状，不符合心脏T细胞淋巴瘤发展迅速、预后不佳的特点，故诊断仍待商榷。"

谢医师说道："患者以腹胀、大量腹水为主要症状，多次腹水检验提示腹水介于渗出液与漏出液之间，血清－腹水白蛋白梯度小于11 g/L，我首先考虑是渗出液。针对该患者有心包疾病史，首先需要鉴别的是心脏疾病，心脏疾病常表现为劳力性呼吸困难、肝脏增大、下肢水肿等，但本患者肝脏大小正常且无全身浮肿，因此可初步排除心脏疾病。其次是肝硬化，常见的病毒性肝炎所致的肝硬化通常肝脏体积缩小，多合并肝功能不全和脾脏肿大，伴有明显的消化道症状等，但本患者肝、脾大小均正常，肝功能正常，也可以排除肝硬化。然后是针对腹水的鉴别，由于患者的腹股沟淋巴结活检显示肉芽肿性炎，不排除结核性腹膜炎，但患者无腹痛，体温正常，炎症指标不高，不符合结核性腹膜炎的特征。最后要排除的是腹腔恶性肿瘤，患者慢性起病，PET/CT显示腹膜、大网膜及肠系膜区混浊，右侧腹股沟淋巴结增大伴FDG代谢旺盛，要警惕肿瘤。"

此时大家都把目光投向了钱主任，期待着他的精彩分析。钱主任胸有成竹地说道："首先本患者病史上最大的特点是缓慢起病，病程长达6年，期间未行放化疗，这本身就不符合T细胞淋巴瘤的特征；其次是多器官受累，包括右侧心房肿块6年多、反复腹腔大量积液2年；再次是病理结果的不一致性，6年前心房肿物组织病理结果显示心肌组织内见异常T淋巴细胞浸润，但结论模糊，不能确定淋巴瘤，而2个月前腹股沟淋巴结活检病理结果提示肉芽肿性炎；最后辅助检查中发现患者全身多处浅表和腹腔内淋巴结肿大，右心房内肿块较初诊时缩小，腹水检查未找到异常肿瘤细胞，腹水蛋白显著升高。综合上述情况，目前我考虑是淋巴瘤的可能性相对较小，为进一步明确情况，可能需要为患者行腹腔镜手术取活检标本。"

术后情况异常，诊断出现一线生机

谢医生介绍道："我们和外科联系后，为患者于全身麻醉下行腹腔镜探查+腹腔肿物活检+肠粘连松解术。腹腔镜进腹后见腹腔广泛致密粘连，呈膜状，腹膜及粘连膜表面密集覆盖白色粟粒样结节，腹腔有少至中等量淡黄色积液。由于广泛粘连，后腹膜及盆腔卵巢等结构无法探及。我们采用超声刀分离部分粘连，取了3块膜状粘连及腹膜送病理、基因检测和培养。但蹊跷的事情发生了，由于患者术前禁水仅6小时且术后未禁食、禁水，术后入液量有2350 mL，理论上患者不应该有口干的症状，但患者口干明显，甚至影响睡眠。我们复查了患者的血常规，显示白细胞15.5×10^9/L，红细胞5.24×10^{12}/L，红细胞比容0.461，这些表现提示血容量减少，血液浓缩；血钠160 mmol/L（正常参考值137～147 mmol/L）、血氯122 mmol/L（正常参考值99～110 mmol/L），提示高渗性脱水。这时候我们追问患者病史，得知其平日口渴严重，每日饮水达5 L，伴有多尿，于是我们怀疑患者有尿崩症。尿崩症是否与本病有关，能不能成为我们的一个突破口？我们似乎又找到了一线生机。"

楚院长问道："患者之前有没有高钠、高氯血症呢？那你们有没有做一些相关的检查呢？如垂体MRI和禁水试验？"

施主任说："患者刚入院时查的电解质显示血钠151 mmol/L、血氯113 mmol/L，都是增高的，但由于我们未重视，所以未询问相关症状。患者的垂体MRI检查结果是空泡蝶鞍。患者多次尿比重测量小于1.005，莫氏试验显示夜尿量超过750 mL，且尿比重偏低，提示肾脏浓缩功能不全。进一步的禁水加压试验发现，患者完全禁水后尿比重未超过1.010，尿渗透压低于血渗透压

（97 mOsm/L＜306 mOsm/L），待患者连续两次尿量变化不大时，我们为患者注射水剂加压素后，患者尿量减少，尿渗透压成倍上升。禁水加压试验为阳性说明是完全性中枢性尿崩症。于是有一种少见疾病进入了我们的视野，郎格汉斯组织细胞增多症（LCH）。"

我问道："病理结果支持这个结论吗？"

谢医生说道："就在我们怀疑是LCH时，患者的腹膜组织病理结果也显示病变组织可见组织细胞，核胞有折叠现象，形态学上考虑是郎格汉斯细胞。最终也证实了这个诊断。"

楚院长感叹道："本病非常精彩，由于LCH少见且其组织学的特征有时不典型，被误诊的情况非常多见。此外，由于LCH累及的器官不同，导致临床表现差异很大，也给我们的诊断带来了很多困扰。但是总有些端倪可以被我们发现，比如患者因为手术而加重的尿崩症被我们医生敏锐地发现了，进而由此发现垂体的病变并想到LCH，而坚持通过腹腔镜手术获得更多的组织病理检查结果，并告诉病理科医生我们的诊断好让她们有个诊断方向，也为最后明确诊断奠定了基础。多学科协作在这样的少见病上是非常重要的。我再总结一下病例，要知道组织细胞增生症病程发展缓慢，有腹股沟区孤立淋巴结的特征，并且可累及中枢神经系统，有1/4的患者可发生尿崩症症状。"

感 悟

我们通常都把病理当作诊断的金标准，但是由于病理科医生对疾病的认识角度和深度不同，并不一定能得出明确的诊断。随着疾病的演变和发展，我们需要通过多次获取组织标本以进行病理检查，这样才有可能明确诊断。作为临床医生，要关注患者病情变化过程中的细节，并善于将这些细节拼凑成完整的图案，这样才能让病魔现身。

第六篇

医路思语

在现代医学体系下，很多医生每天忙于工作、申请课题和写论文，却很少有时间能静下心来翻阅一些医学人文类书籍。我们不敢想象离开了现代化的医疗仪器、设备和各种新药，医生该如何诊断和治疗疾病。医学的发展从来都不是一帆风顺的，其中有很多坎坷和波折，每当我看到被载入医学史的那一个个病例时，都会不禁感慨医学能发展到现在的水平是多么不容易啊。我希望大家能了解从古至今医生在追求人类健康的道路上所做出的努力，以及从中获得的经验或教训，在这里我还想与大家分享我在阅读医学人文类书籍后的感想。好了，现在让我们一起开始一段段医学人文之旅吧！

感悟 1

如何理解新时代的医患关系
——《最年轻的科学》读后感

从上医学院开始算起，我学医生涯近20年，感叹医学在近20年飞速发展的同时，我常常想在我们还没有CT、MRI、超声等先进检测手段的几十年前，我们的医学前辈们是怎么给患者诊断和治疗的？在那个治疗手段极其匮乏的年代，他们又是如何面对患者的？

带着这些问题，我翻开了刘易斯·托马斯博士的一本广受好评的书——《最年轻的科学：一个医学观察者的手记》。托马斯是美国杰出的医学家和教育家，他出生于纽约的一个医生家庭，毕业于哈佛大学医学院，曾经在多家著名的大学医院行医，主持过研究工作，也领导过教学工作。他亲身经历了20世纪医学的重要发展时期，做出过许多创造性的业绩。书中记述了从20世纪早期至20世纪70年代作者亲历的美国医疗职业的变化、科学研究活动和医学的进步，语言表达通俗易懂，内容涉及面广，深入浅出，生动有趣。我一下子就被这本书吸引了，花了一天的时间读完，内心久久不能平静。

医学的发展是建立在包括物理、化学、生物学等多种学科发展的基础之上的，而且有一定的延后性。比如即使到了20世纪30年代，在青霉素还没被分离出来之前，抗感染治疗基本上是一片空白，只有刚刚问世的磺胺类药物显现出一定的疗效。于是在那个缺医少药的年代，医学的宗旨更多地表现在诊断和关怀上。以大叶性肺炎为例，当年身为哈佛大学医学院学生的托马斯将这种肺炎的临床表现描述得非常细致，而当时的医生主要依靠询问病史和认真体检来诊断这样的疾病，不要说CT了，就连拍胸片也不是所有患者都能做的。而在治疗方面情况就更惨了，医生们常常只能严密地观察患者的病情，积极地对症处理，期待着患者的病情在经历了自身抵抗力的增强（抗链球菌抗体的产生）和多日的高热后突然奇迹般地好转。还有对于当时常见的两种疾病（均是感染性疾病）——肺结核和梅毒，医生一样束手无策。治疗肺结核除了通过改善营养、进行日光浴和在森林中疗养的方法，有时候还会通过采用激进的外科手术造成患者气胸从而将有病的肺压缩。至于患有梅毒的人，医生们只能看着疾病慢慢损害患者的大血管和神经系统而束手无策，于是托马斯还告诉我们神经梅毒所引起的一种特殊体征——阿罗氏瞳孔，当然现在这种体征已基本绝迹了，因为现在发展到晚期梅毒的病例已非常稀少了。

看到这部分内容，我突然想起在实习时曾听老主任们说起过，他们年轻时是如何进行脑出血和脑梗死的鉴别诊断的。当年没有任何影像手段来区分脑出血和脑梗死，完全依赖于病史分析和体格检查，必要时还要为患者进行腰穿和拍X光片。对于心脏瓣膜疾病和先天性心脏病，老一辈医生们就依靠听诊器来进行诊断。但是即使具有了这样的硬功夫，老一辈医生们还是有不少误诊的病例，当然也有不少疾病的诊断最后都不了了之。现在在现代化的医院里，脑出血和脑梗死患者在经过CT和MRI检查后已经很少会被误诊了，不但如此，由于影像技术的发展，我们还诊断和发现了很多以前不知道的疾病。

但是技术的发展也为医患关系带来了巨大的变化，医生越来越依赖于仪器检查和化验，却忽略了基本检查和详尽询问病史。正如托马斯所说，"今天，医生无须见到患者，就可以在另一个大楼的诊疗室里完成许多必要的工作。……秘书可以问一些问题，再核对印好的表格里的栏目，之后电脑马上打印出应该考虑的可能的诊断，以及需要做的实验室检查。医生用不着花四五十分钟去听诊胸部、触诊腹部，开个小条把患者打发到放射科去做CT扫描，1小时内就会看到患者全身各脏器的细节。而过去这些都是要医生用手指和耳朵检查后才能加以揣测的。生化实验室现在能通过检测出来的结果直接诊断疾病，而不需要等待新的症状和体征出现；而配有电脑的检查（心超、脑电图检查等）能够查出有毛病的心脏或者功能不佳的脑髓的电的变化，其精确程度远超过几代以前医生在病床旁能触到、得到甚至想象出来的。"

因此医学的温度与过去有很大的不同，医生"除了最初也是唯一的那次触摸——握手之外，再也不用触摸什么。医学检查已经不需要把手放在患者身上，这已经像是在机器上读出信号的一件事情"。如今的医生更关注疾病本身，而忽略了作为一个生命存在的患者本身。"医生已经不太像亲密的朋友了，也不那么自信，对于他（指患者）这个人的兴趣也少了，注意力完全放到了所治疗的疾病上。"

面对由于技术的发展所带来的医患关系的变化，作者的想法很复杂，首先他承认"现在没法改变这种情况，也无法走回头路，仔细一想也没有真正的理由要求走回头路。如果我有了……疾病的症状和体征，我当然希望得到尽可能多的安慰和友谊，但是我最希望的却是只要有可能，就要尽快地得到有效的治疗，以便可以活下去……我一定希望尽早出院"。其次作者也意识到医患亲密关系的变化是必然的"代价"——"医生那种亲密的、给人以希望的、温柔的触摸，那种安慰和关心，那些长谈，凡此种种都从医疗中消失了"。这样的变化"对患者可能是个极大的损失，对于医生可能也是如此"。最后作者大声呼吁："这种独特而又微妙的个人之间的往来植根于医学历史的开端时期，现在也需要将它保留下来。这件事需要最好的大夫和最好的友情。一旦丢失了它，即使只是在短短一代人的时间内丢失了它，再想把它找回来可能就十分困难了。"

读完这一节，我很有感触，作为一位临床医生，过去的那种与所有患者都有亲密无间关系的情况的确很难再发生。原因非常复杂，这里面有新的时代下医生所承担的文书工作较以往明显增多的客观因素，医生要将很多时间花在书写病历（而且这些病历还规定各种格式）、各种操作的谈话和记录上，医生自己都成为了计算机的"奴隶"。不仅如此，由于技术的发展日新月异，医生们还要花很多时间学习新技术，每天还要阅读大量文献，周末还要参加各种会议。在用于陪伴患者的有形时间减少的同时，用于提高诊断和治疗水平的无形时间却在增加。除此之外，在课题和文章的压力下，新一代的医生所承受的压力一点也不比前辈医生少，近些年来常常听到年轻的医生因为工作熬夜或者缺少休息，导致猝死或者患上严重疾病却没有及时治疗的事情，让人无比心痛。但是这一问题可以说是无解的，因此新一代的医生要学会平衡生活与工作，学会临床上的沟通技巧，合理地安排时间，这样才能在让患者满意的同时也让自己的业务水平有所提升，使自己的能力变得更强。

感悟 2

临床医学需要一场清单革命

——《清单革命》读后感

2016年有一部美国电影《萨利机长》非常吸引眼球，影片是根据真实事件改编的。故事讲述了在2009年的冬天，美国纽约的一架飞机在起飞后撞到一群飞鸟，结果两台发动机同时起火失灵，这架飞机的机长凭借着多年来积累的经验和一套严格的操作流程，在同事的协助下，将飞机紧急迫降在纽约的哈德逊河上，乘客和所有机组人员均安全获救。后来经过一次次模拟飞行和严格论证，最终证实机长当时的操作是准确和及时的。从这个故事中我们可以看到，此次的成功迫降除了要归功于机长多年来积累的经验，也要归功于美国航空业对于飞行清单的严格执行。飞行清单可以帮助飞行员在即使面对的是复杂的仪表盘时，也能在短时间内按流程处理重要事项。由此衍生而来的医学清单在现代医学实践中的重要性，才是我真正关注的。

阿图医生认为人类的错误主要分为两类：一类是"无知之错"——因为我们没有掌握正确知识而犯下的错误；一类是"无能之错"——因为我们掌握了正确知识，却没有正确使用而犯下的错误。前者可以原谅，而后者却不能原谅。在人类历史的绝大部分时间里，我们的生活主要被"无知之错"所主宰，但是过去的几十年里，科学的飞速发展为我们积累了大量的知识，以至于我们现在不能只应对"无知之错"的挑战，还要投入大量精力来应对"无能之错"的挑战。

我在这么多年的临床工作中有一个很深刻的感悟，临床工作中的很多失误（包括误诊和误治）都是因为没有根据临床规范去做而造成的。例如曾有一位被怀疑是下肢血栓的患者，在血管外科治疗的数周里竟然连一次血常规都没查过，后来患者到内科查血常规时发现白细胞严重增高，血小板下降，进一步检查发现是白血病。还有一位被怀疑是肺间质疾病的患者，在一家大牌医院住院时也曾做过纤支镜检查，但当时的医生却没有按常规做肺泡灌洗，结果没有诊断清楚，患者到我这里就诊时行纤支镜肺泡灌洗，最后明确为肺泡蛋白沉积症。

很多时候我都在想一个问题，现代医学面临的困境和压力都是由哪些原因造成的？阿图医生认为："主要的原因并不是金钱或者政府，也不是法律诉讼，而是现代科学的复杂性以及我们在运用复杂知识时所面临的紧张和压力。"其实应该说在人类所有的实践领域（法律、银行交易等）中，知识和复杂性都与日俱增，这就会导致人们正确运用所掌握知识的难度也与日俱增。回到医学领域，当然每位医务工作者都在不断地学习新知识，也在日常工作中积累经验，并接受培训、练习技能，但是最难克服的障碍不是个人能力，而是我们所掌握的知识量和知识的复杂程度超出了个人正确、安全和稳定地运用这些知识的能力范围。知识在拯救我们的同时也让我们不堪重负。

阿图医生进一步分析，在复杂的环境下专家要应对两大困难：第一种困难是人类记忆和注意力的谬误，即在重压之下，人们特别容易忽视一些单调的例行事项；第二种困难则是人们会麻痹大意，会故意跳过一些明明记得的步骤。他同时列举了2006年发表在《新英格兰医学杂志》上的文章，文章报道了在底特律的一家普通医院里，医务人员将防止中心静脉置管引流引发感染的步骤列成清单并严格执行后，神奇的效果出现了，之前插入中心静脉置管10天后引发的感染比例从11%降到了0，这一举措在拯救了很多患者生命的同时也避免了不少死亡事故。因此作者提出"清单帮助我们记忆关键步骤，并且清晰地列出操作过程中必不可少的基本步骤，从而为基准绩效建立了更高的标准"。

现代医学实践还有一个显著的现象就是我们越来越需要团队合作。据分析，在重症监护室里的医护人员每天要进行178项操作，涉及的工作极其复杂，需要不同领域的专家在不同情况下通力合作才能完成不同的任务。要想成为一位好医生，就必须弄明白什么时候应该相信自己的判断，什么时候应该严格遵守既定的规程。我们既要把简单的事情做好，不犯低级错误，也要为随机应变和主观判断留出足够的空间。

阿图医生还深入到建筑行业中，了解了建筑工人是如何不犯错以确保大楼不倒塌的。因为现代的建筑业发展迅速，建造的房子越来越高，建筑也越来越造型独特、结构复杂。如今的建筑项目总共涉及16大行业，包括机械系统（供热、通风、管路），运输系统，电气系统等等。当代建筑业每个阶段的复杂性和多样性超出个人能力的极限，于是建筑设计和工程设计分开了，然后每个行当再进一步细分，并经历分工、再分工的演进过程。在建筑业，专家们还很重视沟通，他们不相信某个人的智慧，而是依赖集体的智慧，以确保各领域的专家都对问题进行过仔细评估，并一起讨论得出解决方案，这样能将犯错的可能性大大降低，而且建筑业的专家们还坚持用一套清单来保证不遗漏任何简单的问题、不跳过任何简单的步骤，用另一套清单保证所有专家都对困难和意料之外的问题进行过充分讨论并共同商讨出解决方案。

阿图医生在深入了解了航空、建筑等行业后，又回头反思了医疗行业。他认为与航空业和建筑业相比，医疗行业在清单的制定和执行上还存在很大的差距。首先，我们对于医疗系统的有效运作缺乏认识，要知道并不是简单地得到最好的药物、最好的设备和最优秀的专家就能解决问题，而是要将这些部分相互匹配以组成最有效的系统。其次，我们要承认人是不完美的，人会犯错、会忽略细节、会一时想不起所学的知识，因此在极其复杂的世界里，制作简单、实用而有效的清单至关重要。

2014年我从美国学习回来后，国内的医生和护士们很好奇国外的同行们每天是如何工作的，我有幸拍下来不少他们的工作清单与大家分享（图1、图2）。简单来说，美国医护人员的工作被各种各样的清单所占据，每天医生和护士们就拿着这些单子来填写。患者入院时的既往史、个人史、家族史以及体格检查结果均由护士填入表格。住院的病程是一张双面A4纸，正面上半部分是当天的体检表格，通过勾选和填写完成，下半部分是由住院医生打印出来的诊断分析；背面上半部分是当天的化验结果，下半部分是处理意见。所有工作内容也是表格化的，例如在决定一位气管插管及使用呼吸机的患者是否要脱机时，在表格中勾选各种适应症和禁忌症的项目，最后就清楚患者能否拔管了。而如果是在国内，我们可能还习惯于按照经验办事，包括医生查房，上级医生可能会说出好几条标准，但毕竟人脑的记忆力再好，还是不如清单一目了然。

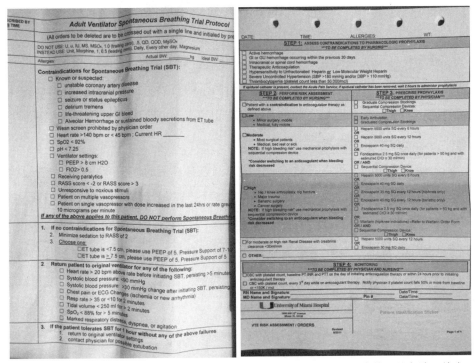

图1　成人呼吸机自主呼吸试验方案　　图2　肝素和低分子肝素使用的危险评估表

这几年我们也开始学习国外的先进经验，再加上单病种付费的需要，各级医院开始开展临床路径工作，各级医疗机构也用各种措施鼓励员工应用临床路径。我在临床工作中发现不同医院、不同科室、不同医生的医嘱习惯千差万别，不同医院制订清单的随意性很大，甚至有些偏离清单的内涵。清单的最主要目的是保证医疗质量的稳定和患者的安全，减少和避免医疗隐患。因此，制订清单要有依据，主要依据为医疗规范和指南，且制订时应结合本单位的实际情况。对于清单的执行，开始时需要一定的物质鼓励，同时清单要尽可能制订得简单以便于操作。相信之后会有越来越多的医务人员因发现清单有很多好处而自觉执行清单。

感悟 3

医学的真相是什么
——《医学的真相》读后感

近几天有幸读了美国医生悉达多·穆克吉写的《医学的真相》一书，很有感触，也很想与大家分享。书中谈到临床医学的三大法则，即先验知识、例外和偏见。这三大法则受到人类知识的限制和约束，据此作者还分别举出了不少例子。

先谈先验知识，穆克吉举了一个他自己亲身经历的例子。一位中产阶级的中年男子突然在短时间内出现体重下降、乏力，结果常规检查没有发现任何肿瘤迹象，就在医生困惑不已的时候，突然有一天他看到这位男子正和来自贫民区的一位毒犯交谈。医生下意识地将这一情景和他之前发现患者血管里的血难以抽出相联系，立即对患者进行了HIV的检测，结果发现患者患上了艾滋病，而患者出现的症状均是由这种病导致的。

我突然也想起曾经遇到过的几位最后被诊断为艾滋病的患者，他们有不少表现极其相似。这几位患者中令我记忆犹新的是一位近80岁的老奶奶，她在1~2周内持续发热不退并伴有气急，经过多种抗生素治疗均无效，在我为她体检时发现她满口的白斑，也就是我们俗称的鹅口疮。我询问后得知患者患鹅口疮已经有一年，并且反复的全身和局部抗白念珠菌治疗均无效。在对患者进行体格检查和观察患者胸部CT的表现后，一种不祥的感觉涌上我的心头，但我又似乎不敢相信这样的事实——这位老奶奶患上了艾滋病。但化验结果最后证实了我的判断，我没有敢直面患者询问她的冶游史，只能将这个结果告知患者家属，就连患者家属也非常震惊。

其实临床医生在诊断的时候总是有倾向性的，比如一位青年患者发热数天，胸片上显示斑片状渗出影或者实变影，我们首先考虑是肺炎；一位长期吸烟的老年男性患者出现咳嗽和痰中带血，CT上表现出团块影，我们则会首先想到肺癌。因此检查通常也会围绕着这些首先考虑的诊断进行，也就是说我们在诊断时通常是在做概率游戏，在这场游戏中我们先设定一种可以解释患者症状的病理学机能障碍的概率，然后搜集证据以提高或者降低之前设定的概率。这些证据包括患者的既往病史、体检的结果、医生的直觉和经验，这些都能提高或者降低这种概率。有时候仅仅是一次偶遇（如书中医生见到患者与毒犯交谈）就戏剧性地改变了原先的假设，从而扭转了整个局面并引发了之后的检测，才得出了最终的诊断结果。

在临床工作中，很多时候患者及其家属都会问医生这样或者那样的问题，比较多的有"为什么要做这些检查？""这项指标异常说明了什么？""这个检查的必要性在哪里？"等，诸如此类。正如《不明原因发热的鉴别诊断》一书所说："没有普遍适用的诊断模式，要将各种诊断措施按一定的顺序排列，诊断策略主要根据不同患者的症状和体征来确定。必须采用逐步的系统化的诊断程序，根据发热患者病情的严重程度和临床状况来确定检查的先后缓急和范围。"

这本关于发热的鉴别诊断一书将各项化验检查的意义表述得很清楚。我本人也很反对一股脑的全套检查模式，因为这样有时不仅不利于诊断反而会误导诊断，因此所有进一步的特殊实验室检查应有目的地进行，并且应建立在已有的检查结果和怀疑的疾病的基础之上。正如作者所说："无目的的'霰弹射击样'的诊断很少会有结果，只能给人一种检查者很无能的印象，会导致混乱，从而影响诊断的进程。"

其实说到底，病史和体检在临床医学工作中相当重要，但现今的临床医生却越来越依赖于影像学检查，从而沦为了仪器设备的"奴隶"，比如同样是发热且肺部有实变，听诊时细菌性肺炎是湿啰音，而机化性肺炎则是Velcro啰音。我亲身经历的一个病例也说明了同样的问题，一位发热、咯血、气急的壮年男性因胸部CT显示大片渗出影而被诊断为重症肺炎，在联合应用了多种高级别的抗生素后，患者体温很快恢复正常，咯血和气急也有好转，只不过两次复查胸部CT，结果均是肺部渗出影无明显吸收，因此转诊到我任职的医院。我只是通过在患者的心前区听诊就明白了是原先的诊断出现了偏差，因为在患者心前区可以听到明显的收缩期杂音，这是二尖瓣脱垂形成的，影像学的改变则是由二尖瓣脱垂后出现的心功能不全造成的。

当然随着检查和检验技术的进步以及医生诊断经验的积累，医生们有时可以反过来推断患者可能患的疾病，从而进行相对特异的检查。例如我前面提到的那位老年女性患者，因为在她的胸部CT片上观察到了两肺弥漫的磨玻璃影，而患者体征上没有湿啰音但明显呼吸困难，这种情况基本上只有肺孢子菌肺炎患者才有，而这种特殊的病原体感染又只有免疫缺陷发展到相当严重的程度才会发生。这类免疫缺陷患者有的是因长期服用糖皮质激素或者免疫抑制剂造成的，而如果没有这样的服药史的话，则只有艾滋病患者才会患上此病。这样的例子还有刚才提到的心衰二尖瓣脱垂患者，因为我观察到患者多次的肺部影像显示的两肺渗出影均以内中带为主，但胸膜下没有受累，这根本不符合肺炎以肺泡渗出的病理学基础，而这恰恰是肺水肿的征象，于是我将患者的体格检查与影像学检查联系了起来。这可能是先验知识的另类解释吧，就是抓住工作中遇到的每种疾病的影像学和实验室检查特征，再将其转化成一种医者的直觉和先验知识。

第二个法则是例外，穆克吉先是以自闭症为例，谈到了精神病学家对自闭症不断深化和纠正认识的过程。比如早期认为自闭症和异常的神经系统发育有关，于是20世纪60年代建立的理论认为自闭症是父母对孩子情感冷淡的结果。而从所有与自闭症相关的现象看，这一理论非常符合，即患有自闭症的儿童的父母好像和孩子比较疏离，而自闭症儿童可能也模仿了父母的情感反应。于是在20世纪70年代，这一理论进一步发展成了"冰箱母亲"假说，即"冰箱母亲"不仅无法温暖她们自己，而且还养育出冰冷、沉默和有社交障碍的孩子，并最终导致孩子患上自闭症。但是后来人们发现这些理论并不完全符合实际情况，比如自闭症儿童的兄弟姐妹可能完全正常，而同卵双胞胎患病的概率则基本相当，于是人们推论自闭症可能是基因所致。到了21世纪，通过应用新技术分析发现患病的孩子和未患病的父母之间有十几种基因不同，这些与大脑及神经发育有关的基因周围聚集着一些变异体，这些变异体导致神经发育结构的改变并最终导致疾病的发生。

我们知道很多疾病（特别是慢性病和癌症）的病因和发病机制在临床上还没有完全弄清楚，目前的解释模型是混合模型。举一个简单的例子，以前我们认为癌症是由控制细胞分裂的基因变异导致细胞无节制生长所致，于是我们的对策就是用针对细胞分裂的抑制剂（主要是化疗药物）去治疗，但收效并不明显。又比如统计发现患有神经系统疾病如帕金森综合征的患者患上癌症的风险会降低，但我们现在无法解释这一现象。这就是所谓的"不按常理出牌"的医学问题，它们反映出我们在理解上存在缺陷，并为我们指明构建新理论的潜在新方法。

我们知道在21世纪肺癌治疗领域最大的发展是出现了靶向治疗，但是在2002～2003年曾经有一项大规模的临床研究发现，在单用化疗药物和使用吉非替尼联合化疗的两个治疗组中，患者的预后差别不大，在这个看似失败的临床研究中，人们通过分层分析却发现吉非替尼对女性非吸烟腺癌患者有很好的治疗效果。于是人们通过深入研究，发现只有表皮生长因子受体（EGFR）存在突变的患者才对药物有反应，后来人们又发现其中有些突变存在天然耐药性或者是导致耐药的原因之一，于是人们开始沿着耐药机制对EGFR抑制剂进行深入研究。至今EGFR抑制剂的第3代药物已登场，而第4代则在临床研究中。医学的进步总是存在于在许多看似失败的结果中寻找成功的过程中，相信总会有例外的出现。

好的临床医生能从日常工作的蛛丝马迹中发现新的治疗方式，并引领医学的新动向。例如在东亚地区（中国、日本、韩国）有一种呼吸系统疾病较欧美国家高发，即弥漫性泛细支气管炎，以往治疗本病并没有很好的方法，本病患者后期常常死于呼吸衰竭。但在20世纪80年代早期，有一位医生意外发现他的一位患者病情好转，在得知患者是在不知情的情况下长期口服了红霉素后，这位医生并没有轻率地让患者停用此药，也没有轻易放过这一现象，而是开始了随机双盲对照实验，最终他证实了采用大环内酯类药物治疗本病的有效性，从而改变了本病的预后，将本病从一种不治之症变成了可以控制的疾病。但可惜的是在我国这样的故事少而又少，这与我们临床医生长期以来不重视临床资料的收集整理、不重视随访以及没有系统地管理患者有关，也和我们囿于原有理论、怯于创新，乃至于缺乏合作开展临床研究有关。但可以预见随着21世纪大数据时代的到来和新技术的不断涌现，会有越来越多的"例外"出现在我们的临床工作中，也会有越来越多的临床研究可以验证我们的假说，我们的观念也将受到越来越多的挑战和冲击。

第三个法则是偏见，穆克吉选择了乳腺癌的治疗历史来说明这一点。我在上大学时（20世纪90年代后期）学习到乳腺癌这一章节时知道了乳腺癌的根治术，也亲眼见过这一手术方式给患者带来的创伤和痛苦。但这一手术方式的形成竟然来源于20世纪美国的一位医学权威霍尔斯特德的认识。当时他发现有些女性虽然接受了肿瘤切除术，但术后转移了的癌细胞还是会遍布全身。于是霍尔斯特德认为是手术遗留下的恶性组织导致了癌症的复发，于是他认为不仅要切除乳房，还要将乳房下的组织包括肋骨、肌肉，还有手臂、肩膀活动肌肉深处的淋巴结一并切除。医学权威的推断，再加上多数患者对于生的渴望，导致在很长时间内都没有人对这样一个未经证实的"理论"提出异议，从而形成了一则外科手术的信条。直到1980年费舍医生进行了一项随机实验来比较根治性手术和相对保守手术的差别，这项实验发现两者在预后上并无多大差别，而根治性手术却对患者的生活质量带来严重影响。到了今天，根治性手术已经基本绝迹。

自从人类有了医学，这种医学的偏见现象就伴随而来，例如在传统中医领域，师傅带徒弟是一种司空见惯的现象，于是产生了不同的医学流派。在我行医的初期，循证医学刚刚被提出，那时候我还在跟着不同的上级医生学习，我发现虽然是同样的疾病，但不同的医生处理方法完全不一样，许多老前辈在被问及为何这样处理时，答案要么是"我的老师就是这么说的"，要么是"我的经验如此"。其实，正如哲学家卡尔·波普尔所说："一个科学系统的基本特点并不是指实验室的观点是可被证实的，而是指它的观点是可被检验的。"每一种理论都带有一种内在的可能性可以证明实验室观点是错误的，因此只有当理论或者观点通过预测和观察被证实之后，才能被认定为"科学的"理论。

20世纪后期以来，人类在医学研究的道路上开始采用越来越先进的方法，并开展了大规模的临床研究，从而一次又一次地打破了我们原有的知识结构。在我们试图给出一个个临床问题的答案时，有时成功，有时失败。即使是临床研究，也仍然可能存在偏见。临床医生有时候也会被完全相反的研究结果搞得无所适从，例如前几年美国医学会在高血压治疗的指南中将肾上腺素能受体拮抗剂的地位下降的举措引起了极大争议，但后来这一问题又不了了之。因此，一位好的临床医生应该既能理解数据、实验和随机研究的重要性，又能很清醒地抵御它们的诱惑，让自己不被偏见所左右。

医学当然不只有这三条法则，但是所有的法则都涉及如何在不确定的条件下运用知识，你也可以有自己的法则，以试图让纯粹的知识与实际的经验相融合。只有这样，医学作为"最年轻的科学"才能成为最人性化的科学，而我们正在做的也才是最美好、最精细的事情。

感悟4

如何评判医疗质量
——《医生的精进》读后感1

很长时间以来，我们对医疗质量的认识以及对医疗质量的评价都是很模糊的。我们都知道北京协和医院的水平很高，所以不用做广告，协和也永远不缺患者。当然相对来说，普通医疗机构在广大老百姓的心目中水平一般甚至很差也并不奇怪。这几年来也有很多机构搞出了各种各样的医院排行榜，不仅有全国的，还有分东北地区、华东地区、华南地区的；不仅有综合实力的，还有各个专科的；不仅有公立医院的，还有民营医院的；不仅有省会城市的，还有地区级的。林林总总真是让人眼花缭乱。而这些排名的依据是什么呢？除了名望、SCI文章、课题以外，还有什么是能够准确反映一家医院的真正医疗质量的呢？

其实不仅在我国，即使在全世界，很长一段时间内对医疗质量的评价都是一件相当难的事情，因为病情有轻重，医疗资源的获取有差异，疗效判断存在多种维度，更重要的是我们缺少某种工具性的客观评价。《医生的精进》一书中就提到了阿普加评分—— 一种改变了新生儿存活率的划时代的评分，它的出现提高了美国医院对质量评价的认识。

阿普加其实并不是儿科医生，而是美国历史上最早的麻醉科女医生，她当时观察到美国新生儿的死亡率非常高，但其中有很多新生儿是被过早地放弃掉了，这非常可惜。于是她通过跟踪观察，发现有5个参数是可以非常简单、快速地对新生儿进行评分的，这5个参数分别是皮肤颜色、心率、弹足底或插鼻管后的反应、肌张力和呼吸，每项评0～2分，总分0～10分。通常能正常存活的儿童是8～10分；0～3分说明新生儿没有存活希望，不用浪费医疗资源去挽救；而4～7分则表示新生儿还有挽救的机会。这种评分并不复杂，都以新生儿的临床表现为依据，而且也容易操作。正因如此，这种评分迅速在全美推广开来并继而被全世界所接受，极大地促进了美国产科和新生儿科治疗水平的提高。当然其中的原因也在于当大家都有了很好的评价体系了，如果你这家医院新生儿的存活率却持续处于低水平，你都不好意思和别人交流了，你肯定要学习并改进流程。

除了临床上的一系列评分如火如荼地在各个临床科室普及，还有很多先在西方发达国家应用和推广的临床管理项目，如床位使用率、床位周转率、平均住院日等指标的应用，现在这些项目也被引进到了我国，从管理上来说这也提高了我们的医疗质量。谈谈美国的情况吧，从20世纪70年代美国的床位数达到高峰之后（每千人4张床位），这40年来床位数则呈现持续下降的态势，目前已降到当年的一半（每千人2张床位）。据统计，美国医院的平均床位数也已明显缩减，同时患者的住院天数也在下降，这些不仅要归功于科技的发展，也要归功于管理水平的提高和医保监管力度的加大。举例来说，在美国迈阿密医疗中心有一家西尔维斯特肿瘤研究中心，床位只有40多张，医生有200人，很多肿瘤患者只需要在门诊接受化疗、输液即可。在上海市的复旦大学附属肿瘤医院，也有很多肿瘤患者只在门诊就接受了化疗。但在我国的广大地区，肿瘤患者如果要接受化疗仍然要住院，其中很重要的原因就是医院流程管理水平低以及医保对门诊治疗不予报销的落后管理模式。

再举一个大家日常会见到的例子，即门诊输液，这里所说的输液其实大多数是指抗生素治疗，这也是我国的一大顽疾。杭州2016年已启动到当年6月份为止基本停止门诊输液的决定，这是一个很好的正确决定，因为目前抗生素的研发水平很高，大多数感染性疾病都可以通过口服抗生素得到解决，根本无须输液。我个人认为，评价一家医院医疗质量的最浅显的办法就是看看这家医院里输液的患者多不多，医疗质量和门诊输液人数是成反比的。还有一个参数，即门诊和住院患者抗生素的使用比率。几年前我们定出门诊患者抗菌药物处方比例不超过20%、住院患者抗菌药物使用率不超过60%的标准，当时一直不知道这数值从何而来，后来查看了美国疾控中心每年出版的《健康美国》才知道，这其实是美国2010年的统计数据。但问题是这些数据是动态变化的，而且总体是呈下降趋势的。抗生素滥用问题虽然起源于西方发达国家，但目前人家已经认识到了这一问题并采取了严厉的措施，而我们虽然也开始处理这一问题，但目前在总体上由于各种因素的影响仍存在很多问题。

还有诊断和治疗的评价问题，多年来我们要求入院诊断准确性要在95%以上，这其实是不可能达到的，特别是在基层医疗机构。于是有的医生就编造出各种数据，当然上层机构也明白，所以从来不会认真检查这些数据。但这造成数据反映出的治疗效果基本上不是治愈就是好转，反正很少是未愈的。这些都体现出我国在疗效判定这一方面还很落后。以我的体会来讲，三甲医院入院诊断准确性能有50%～60%就很不错了，因为很多患者都是因为疾病待查来的，连是什么病都没搞清楚，又怎么可能会有很高的准确性呢？而且由于治疗经过和治疗手段的千差万别，准确性更是会受到太多因素的干扰。虽然循证医学和临床路径推广了这么多年，但我们仍没有真正掌握其精髓，我们还在以所谓的个体化治疗来遮掩各自不可明说的原因。

美国自从奥巴马医改以来，由于付费人群的扩大以及经济形势的恶化，政府和保险公司开始与医院和医生们展开了一场场博弈。原先是以具体工作项目来付费，例如早期的白内障手术要做2～3小时，于是付费高达4000美元，而现在由于设备的改良和手术技术的提高，只要半小时就可以完成，但付费金额仍居高不下。再比如以前如果有疑难杂症需要会诊，患者可能需要支付40美元，但会诊所花费的时间可能不短于结肠镜检查，而后者的费用却高达600美元。这也就造成了美国手术数量高居全球第1位的情况。医生们热衷于操作各种新设备及应用各种新技术，但实际的治疗效果却并不理想。

阿图医生在这本书中提到，医生之间存在差距，即所谓的钟形曲线，非常优秀和非常差的医生其实都是很少的，大部分医生处于中间水平。"在医疗领域，我们习惯了面对失败、患者意外死亡或者出现并发症，这些情形每位医生都会遇到，但我们不习惯把自己失败和成功的记录与同行做对比……我们凭什么来判断医生的实力呢？"

在1986～1992年，由美国联邦政府每年发布一份报告，将美国的所有医院按参加医疗保险的年老患者和伤残患者的死亡率来排名。第1年报告一出炉就引起了广泛反响，但是这个排名其实没有什么意义，因为年老患者和伤残患者的死亡率与患者就医时的年龄和病情绝对有关系，而他们的死亡究竟在多大程度上是因自然原因，又在多大程度上是因医生的责任，仅凭这些数字是绝对分辨不出来的。于是数年后这份报告就不再发布了。

但我们对评价医疗质量的追求不会停止，这是因为我们要提高医疗费用的使用效率并引导医生治疗水平的提高。美国的退伍军人医院目前已经引入人手专职记录和比较外科术后并发症的发生率和死亡率，多年来加利福尼亚州、纽约州等地区也坚持汇总和报告州内每一例心脏外科手术的数据。

不过在衡量医生的工作成果方面，有一个小小的领域已遥遥领先了，那就是囊性纤维化治疗。1957年克利夫兰的一位年轻肺病专家马修斯启动了一个治疗囊性纤维化的项目，在短短几年间患者的死亡率降到2%，而且预计患者平均死亡年龄为21岁，而全国的水平则是年死亡率在20%以上，平均死亡年龄为3岁。1964年美国囊性纤维化基金会拨款给明尼苏达州的一位儿科医生沃里克，以收集全美31家治疗中心的囊性纤维化患者的报告，结果证实马修斯的治疗水平要远远高于全国水平，于是马修斯的治疗方法立刻成为全国的标准。1966年马修斯治疗方法的效果很快就显现出来了，这一年囊性纤维化患者的死亡率明显下降，而且患者平均预期寿命达到了10岁。1970年马修斯公布的数据是95%的患者都能活过5岁。2003年囊性纤维化患者的预期寿命达到了33岁，最优秀的治疗中心里患者的预期寿命竟达到了47岁。

要衡量医生和医院的水平，首先要公开数据。记得杭州曾经搞过类似的公开数据，但是由于数据并没有细化，因此意义不大。但公布数据这一举措在医疗环境复杂、医患关系紧张的今天，会给数据看似不佳的医院带来严重的后果，进而加剧医疗资源的不平衡，因此成为中国医改路上的一只"拦路虎"。其实我们要正视这个现实，要知道医学虽然一边在尝试攻克复杂的知识和治疗手段，但另一边却未能很好地履行最基本的职责。因此我们需要做两件事情，一是衡量自己并让所做的事情公开化，我们应该把比较医生、医院之间的表现纳入常规工作；二是与此同时医院应当让患者完全了解这些信息，让"没有秘密"成为新规则。

信息公开化能够促进医疗工作的发展，就算只是为了不让自己所在的医院落后，医生也会想方设法提高自己的治疗效果。信息公开化能让大家牢记，在医疗实践中最重要的是患者的福利和健康，而不是医生的名声。阿图医生继续介绍了囊性纤维化的故事，特别是一位17岁女高中生患者的故事，以此告诉我们持之以恒是多么重要。他认为："知识和技术只是医学中最简单的部分，还有许多无法量化的因素，如进取心、勤奋程度和创造力都会对结果产生巨大的影响……某些医疗实践之所以能取得更为卓著的成效，关键在于一些细微之处的差别，而这些细微的差异其实是可以被辨别和研究的……只有了解所有人的医疗成效时，才能比较并判断出谁是最顶尖的，才能向他们学习。如果我们真的求知若渴，想知道别人如何取得出色的成绩，那么优秀的理念一定会被传播开来。"

当然，最后阿图医生也承认医生之间存在差距，即所谓的钟形曲线，而且在目前分科越来越细以及技术飞速进步的情况下，这种分化可能会越来越大，这就更需要我们通过继续医学教育和频繁的交流增加相互学习的机会，以促进医学事业的进步。

感悟5

不要忽视医学进步中的小事
——《医生的精进》读后感2

如果有人问你，你认为医学上哪种发明创造是最伟大的？不知你会选择什么，是MRI、CT这些极大地提高了我们诊断水平的影像检查，还是神奇的移植手术，或者是研发出的一代又一代的药物？

如果我告诉你，最伟大的发明其实就是我们现在习以为常的小事——洗手，还有一些看上去不起眼的小发明，你会不会感到惊讶？是的，洗手是现在医院里的医护人员们每天不知道要重复多少遍的动作，接触患者前后要洗手，做任何操作前要洗手，手术前更要洗手，以至于现在我们认为洗手是一件非常自然的不需要强调的事情，也更不会将洗手和拯救千万条生命联系起来。

但其实就在100多年前，在现代医学萌芽的阶段，在当时世界上最先进的西欧国家，术前洗手还是一件相当有争议的事情。在1847年的维也纳，产妇选择在家里生孩子还是到医院里生，其实结果基本一样，因为生孩子就如同过鬼门关，在医院里生的死亡率还要更高。但在同一家医院的不同病区，死亡率却存在很大差别，甚至以医学生和医生为主体管理的病区的死亡率还要高于以护士为主体管理的病区。当时产妇最主要的死亡原因是产褥热，现在我们知道产褥热其实是产后的产道链球菌感染，但由于当时的人们并没有微生物学的知识，对于这些现象既给不出合理的解释，也不知道该如何去预防。

当时，维也纳中心医院的一位产科医生塞麦尔维斯在一次偶然的机会中，发现他的同事死于因一次解剖尸体中意外划破自己的手指所带来的感染，症状和产褥热极为相似。因此他开始怀疑，是否由于医务人员没有洗手的习惯才导致将病菌传播给了患者。于是在他的坚持下，病房内的所有医生和护士每处理完一位患者后都必须用指甲刷和漂白水清洗双手，结果产妇的死亡率从此前的20%下降到了1%。后来由于巴斯德、科赫等人的细菌致病学说的广泛传播，医学界认可并执行了洗手这一预防感染的最佳措施。

即使到今天，以严格洗手为核心的一整套医院内预防感染的流程也拯救了无数的生命，但同时我们也遗憾地发现仍有部分医务人员缺乏控制感染的意识，部分医院缺乏控制感染的规章制度和日常执行流程，导致局部医院感染的暴发并带给患者极大的伤害。所谓"勿以善小而不为，勿以恶小而为之"，细节永远是我们关注的地方。

除了洗手，我还想谈谈另一件与我的专业即呼吸科疾病相关的小事——排痰。西方国家有一种疾病叫囊性纤维化，这种病是一种先天性遗传病，主要损害的器官有肺和胰腺，表现为支气管扩张、糖尿病和脂肪泻。半个世纪前这种病的患者大多在儿童时期就死亡了，患者平均寿命只有6～7岁，很少有人能活过20岁。虽然现在已研制出很多用于治疗本病的药物，但对于本病而言，最主要的治疗手段其实很简单，那就是排痰和合理的饮食。由于患者的痰液很黏稠，因此难以排出，从而引发气道阻塞继而出现反复肺部感染，因此每天定时排痰就成为这类患者的日常功课。每天进行气道湿化治疗和物理排痰，治疗方法就是如此简单。在20世纪50年代初，美国辛辛那提市的医院正是用这两种方法使囊性纤维化患者的生存时间延长到了20余岁，令美国其他医院的医生大为吃惊。随后人们对本病展开了深入的研究，又发现了雾化吸入药物治疗等方法，但治疗本病的核心还是促进患者更加有效地排痰，现在更是有各种各样的排痰仪使患者排痰的效果更好。到21世纪初，在美国本病患者的平均寿命已超过40岁，个别患者存活甚至超过60岁。

医学上这些不起眼的小事还有很多，也正是对这些小事的坚持才促成了人类健康事业的大发展。这些小事也涉及以预防疾病为中心的预防医学，如各种疫苗的接种使人群患传染性疾病的概率大幅度降低，还有吸烟流行病学研究发现吸烟与众多疾病相关，于是人们提出通过控烟来降低包括癌症、心血管疾病和呼吸道疾病在内的众多疾病的发病率和死亡率。

现代的中国医学也面临着很多问题，我们当然不否认高精尖研究的重要性，但广大的临床医生们也一样大有可为。我们如果脚踏实地，根据自己的临床经验和积累去发现一些"小事"，提出一些"假说"，并用科学的方法去验证，也许能做出巨大的贡献。所谓境界不在高低，做出实实在在的成果才是硬道理。

感悟6

医学，在不断试错中前行
——《众病之王：癌症传》读后感1

近100年来，随着人类预期寿命的不断增加和传染病的有效控制，恶性肿瘤的发病率和死亡率逐渐增高，恶性肿瘤已成为威胁人类健康的最大杀手。随着肿瘤发病率的增高和人类科学技术的进步，越来越多的肿瘤被人类征服，肿瘤的治疗效果也得到非常大的提高，不过这样的成就是建立在无数医生不停试错和不断失败的基础之上的。

医学家们在对癌症发病机制的认识上，长期以来一直处于懵懂的状态，早期的临床实践观察发现，接触放射性元素和有机化学试剂（如染料废液）会导致实体瘤的发生，因此产生了一种叫"细胞突变假说"的理论。虽然癌症的发病机制就算是到了今天也还没有完全搞清楚，但是对癌症的治疗却等不及基础理论的完善。早在二战刚结束时，位于美国波士顿总医院的一位病理科医生法伯，在面对内科和外科医生都不愿意触碰的一类患者——急性白血病患儿的时候，开始了"死马当活马医"式的治疗。一开始法伯借鉴前人治疗贫血的经验，以为补充叶酸能治疗急性白血病，没想到用药后这些患儿的病情反而急剧恶化。法伯立即停止这种疗法，并且认识到既然补充叶酸会加重病情，那么反过来用抑制叶酸的药物会不会控制病情呢？带着这样的假设，在一个临床试验尚未成形的医疗环境下，在无药可医苦苦挣扎在死亡线上的患儿及其家长期盼的目光中，法伯开始了现代医学真正意义上的癌症治疗。

幸运的是这次他成功了，使用甲氨蝶呤治疗急性白血病患儿的效果奇好，疗效显而易见，患儿血液中的白细胞数量明显减少，疼痛、乏力症状也得以缓解。不过之后大多数患儿的病情再度恶化，于是法伯又开始了新的治疗方案，联用两种有效的药物。这一方案的效果虽好于此前，但是仍无法达到令患儿长期存活。这种情况的产生一方面是因为法伯对于疾病的认识尚不深刻，他只满足于将白血病细胞减少，并且一发现病情缓解就中断了药物治疗，而非持续用药直到完全控制住病情；另一方面是因为法伯对药物治疗可能存在某种担心，毕竟化疗药物是有明显副作用的药物，使用不当可能会带来伤害。

20世纪60年代后期，美国国家癌症研究中心的两位医生提出用四联化疗药物治疗急性白血病的时候，就如同预想的一样受到了众人的强烈反对，于是他们只好在本中心进行研究。在他们的细心照料下，这些患儿经历了许多风险（如发热、体内白细胞消失），但奇迹发生了，患儿们终于挺了过来。可惜的是有一小部分白血病细胞进入了患儿的颅内并躲藏了起来，结果大多数患儿最后因白血病复发死亡。

白血病的治疗一度陷入了困境，后来平克尔医生在田纳西州的孟菲斯筹建了白血病项目，对白血病发起了新的全面进攻——联合高剂量的X射线照射大脑和更高剂量（最大耐受剂量）的药物化疗，最后还向白血病细胞藏身的颅脑内进行了鞘内注射。这种当时看来非常激进的做法却获得了意想不到的效果，31位患者中有27位病情完全缓解，并且有13位再也没有复发过。

是的，白血病的故事也就是癌症的故事，讲述的并非是医生们的奋斗事迹，而是患者在一次又一次疾病痛楚的边缘苦苦挣扎、积极求生的故事。患者的恢复力、创造力和生存力常常归功于医生的伟大品质，但事实上这些品质一开始是由与疾病斗争的患者表现出来的，然后才被治疗的医生展现出来。

是的，医学其实是在不断的试错中前行的。记得我还在读书的时候，有一位普通外科老师在课堂上曾发出感慨："一位优秀的医生是踏着无数患者的鲜血走出来的。"在没有前人能够提供指导，只能依靠自己不断摸索的早期抗癌阶段，临床医学有时看起来的确很残忍，因为其用患者作为药物的试验对象。

而经过半个多世纪的科学发展和法治进步，临床试验已趋向正规化、法治化，在安全性不断提升的同时，患者也在更加严密的观察下进行治疗。但即使如此，仍可能有意外发生，这是医学发展不可避免的过程。

临床医学是一门不断试错的科学，这一特质决定了我们在看待医学研究时必须要有一种宽容的态度。在治疗白血病的过程中，一开始医学家们小心谨慎、步步为营，先是令疾病有缓解，然后令生命能延长，再则令缓解时间进一步延长，最后达到完全缓解不再复发。每一步都惊心动魄，每一步都如履薄冰，要知道医生们所承受的压力和阻力是非外人所能想象的，毕竟生命只有一次。给医生们更大的空间、更多的信任，最终换来的将是医学的点滴进步，这些进步将如同涓涓细流最终汇入大海，谱写成波澜壮阔的抗癌史诗。

临床医学虽然需要在不断试错中前进，但它也绝不是像粗鲁的犀牛在瓷器店里乱窜一般，而是通过实践—理论—再实践—再理论而不停地循环前进。例如白血病的联合大剂量用药，就是建立在实验观察基础上的，无论抗癌药物是多大的剂量，每次杀死癌细胞均是以一定的比例（99%）杀死的，即假设体内有 10^{12} 个白血病细胞，第1次治疗后剩下 10^{10} 个，第2次治疗后剩下 10^8 个，如此循环下去，只有不停地反复用药才能将白血病细胞彻底清除。医生们先在临床实践的基础上提出各种假说，然后到实验室中去验证，接着设计方案，最后再到患者身上去实践，如此反复求证才有了医学的进步。

当然我们已经在抗癌治疗上取得了巨大进步，现在白血病治疗的有效率和长期存活率从最初的基本为0，到如今在美国白血病治疗有接近100%的有效率和80%的长期存活率。人们感慨医学的进步如同再造人生一般，但医学工作者并没有满足，而是在追求人们活得更长、更好的道路上永不止步。

最后说一说临床验证，我在美国进修的时候发现临床验证的宣传到处可见，不仅在医院病房和门诊有，在公共场所如公共交通车辆和超市里也有，连报纸上都有。而在我国，这样的宣传只可能在医院的某个角落里找到。在我国大众的观念里，临床验证似乎是把人当成小白鼠，殊不知现代的临床验证有着严格的管理和审批，需要伦理委员会的批准，因此其安全性和科学性是得到保证的。而从另一个角度来看，对于一些目前尚缺少有效治疗药物的疾病而言，新药不乏是获得新生的契机，在《众病之王：癌症传》一书中提到，有不少参加过新药治疗的患儿幸存了下来，并成为了那段历史最好的见证者。

感悟7

医生也应该是社会活动家
——《众病之王：癌症传》读后感2

长期以来，国内广大医生同行常常因工作繁忙，业务、学习紧张，疲于课题、文章等较排斥一些科普宣传和社会活动，于是出现了矛盾的现象：一方面医学技术发展很快，另一方面广大老百姓又因缺乏相关知识而经常陷入健康误区。那么我们应该如何在做好本职工作的同时，积极主动地参与社会工作，推动全社会整体健康意识的提升呢？

《众病之王：癌症传》一书中多次穿插了医学家们为了推动癌症研究、预防和治疗，联合社会活动家一起进行宣传和推广，从而唤醒民众意识，迫使政府投入更多资源进行研究的内容。法伯作为最早治疗急性白血病的医生，当年并没有多少资金进行新医院的建设和医学研究，而在第二次世界大战（以下简称二战）时整个社会的精力都放在了战争上，根本没有把癌症研究作为关注点。法伯于是联系上了一位母亲死于癌症的女性社会活动家拉斯克，他们共同策划了癌症研究历史上的一件重要事件——以一个淋巴瘤儿童的名字命名的募款活动，甚至邀请到了美国著名的棒球队到医院里为患儿庆祝生日。这场活动如此成功，在于它成功唤醒了大众对癌症研究的关注，并间接地影响了国会对癌症研究的拨款，最终美国在尼克松就任时期提出了"征服癌症"的倡议。

书中还提到了人们对吸烟与肺癌的关系的争论。早在19世纪人们就隐约感觉到吸烟可能是肺癌的成因，但是当时并没有确切的证据，而当时的医学界对于吸烟是否有害健康这一问题有很大分歧，甚至还有医生坚称吸烟有助于预防哮喘。但是二战后，英国的两位流行病学专家在从英国注册医生的手里收集了资料后，第一次运用统计学的方法确认了吸烟是肺癌的第一杀手，接着医学家们在实验室里通过给老鼠体表涂抹从烟草里提取出来的焦油，发现老鼠因此而患癌，更证明了烟草成分有害。但是几大烟草公司却通过似是而非的广告宣传以及在国会的游说，继续欺骗着民众。医学工作者们开始反抗，他们继续用更多的实验来证明自己的观点，同时联合有正义感的律师开始对烟草公司提起诉讼。1987年西隆伯尼控告美国三大烟草公司一案震惊了全美，公众开始接受吸烟与肺癌有相关性的结论，自此美国的烟草消费量出现了直线下降。

医生是天然的社会活动家，但推动人类健康事业的发展也离不开普罗大众的积极参与和配合。当代中国医生、无锡市人民医院副院长陈静瑜给我留下了深刻的印象，他作为政协委员，积极推动中国器官移植事业的发展，在开通民用航空绿色通道运送移植器官和转运重症患者方面做了大量工作，而且他积极倡导符合伦理规范的移植工作的开展，同时利用微博和微信等新媒体积极宣传肺移植工作。他的这些社会活动极大地促进了器官移植工作在中国的发展，使得越来越多的患者因此获得新生。

随着信息时代的发展，已经有越来越多的医生借助微博和微信参与到科普宣传的工作中来。还有很多医生则通过写书的方式进行科普宣传，如北京协和医院妇产科的张羽医生写的《只有医生知道》系列图书，围绕着妇产科疾病用通俗易懂和科学的方式进行讲解；北京积水潭医院的宁方刚医生写的《八卦医学史》，则围绕着古今中外历史名人的疾病进行推测和医学解释。这些医生自发自觉的行为，极大地拉近了普通人与医学和医生之间的距离，让人们能更加全面地认识自己的身体，更加科学地进行保健。现在好的微信公众号在和很多宣传伪科学的公众号进行战斗，我们医生不应该失去类似好的微信公众号的科普宣传战场。

中国医生已积极地加入到禁烟运动这一捍卫人类健康的恢弘事业中，现在已经有很多医院严禁吸烟，医务人员吸烟的比例也逐渐下降，各大医院也都纷纷开设了戒烟门诊。以钟南山院士为代表的众多呼吸科医生，多次在国家会议和新闻媒体上宣传禁烟的必要性和紧迫性。在公众的积极参与下，公众场所的吸烟情况得到了有效控制，吸烟的危害深入人心，但对于禁烟我们还是有很长的路要走的。

国内医患矛盾由来已久，其中原因很复杂，而长期以来缺乏来自医疗行业内部的声音则是重要原因。在过往10余年，我看到医疗从业者从默不作声，到开始有组织地进行有理、有节、有据的分析和说理，在"缝肛门""验尿门"等事件中，来自丁香园网站的网友们自发地传播事件相关信息，有效地揭开事实的真相。而近年来类似"医疗自媒体联盟"的非政府组织的兴起，能更及时地揭露各种医闹的真面目，促使政府处理医闹事件，虽说这种方式有些无奈，但从另一方面也体现出医疗自媒体的力量。

在新的社会形态下和新的传播媒介涌现的时代，医生们更应该主动投入到社会工作中，联合更多的同道，为促进医疗行业的自我革新和进步以及医疗事业的发展做出自己的努力。

感悟8

医学的进步需要善于发现的眼睛和挑战权威的勇气
——《众病之王：癌症传》读后感3

在征服肿瘤的道路上人类走过不少弯路，但也在挫折中不断成长。这一过程中有几样东西不可或缺，即对于未知事物的强烈的好奇心和求知欲，以及善于发现问题的眼睛。

在乳腺癌的治疗历史中，曾经在相当长的一段时间内外科治疗占了统治地位。以美国外科医生霍尔斯特德为代表，外科医生们观察到在手术切除乳腺癌病变组织后的一段时间内，病变部分会在附近组织复发或者转移到远处，于是他们提出要采用激进的手术方式进行乳腺切除。之后他们的手术切除范围越来越大，感觉似乎能以此来延长患者的生存时间。但是后来人们总结发现，术后四五年的患者还是有不少出现了远处转移或复发。即使如此，不少外科医生仍执迷不悟，盲目追求更大切除范围的手术或者更精细的手术操作。

医学上存在一种"离心理论"，即离所谓"正统理论"距离越远，越不受其束缚。在20世纪20年代的英国，伦敦一家医院的年轻医生凯恩斯在面对一位47岁且体质虚弱的乳腺癌患者时，决定采取将保守的手术和放射治疗相结合的策略，结果患者的疗效非常好。于是在他的带领下，临床医生与统计学家们合作起来，一起挑战传统的根治性手术方式的统治地位。但是要证明传统手术方式是错误的并不容易，因为需要医生们的配合，然而"医学中的等级制度、内部文化，以及训练仪式都是抗拒改变和维持正统的理想工具……那些煞费苦心打下根治性手术江山的外科医生，没有任何革命的动力"。

随着患者意识的觉醒和公众对乳腺癌的关注，以及清醒又有想法的外科医生的存在，1967年宾夕法尼亚的费舍医生在担任乳腺与肠道外科辅助治疗项目的主席后，提出要针对乳腺癌进行大规模的临床试验。他说道："临床医生，不管多么受尊重，都必须接受这样一个事实——经验不管多么丰富，都无法被当作科学效力的指标。我们相信上帝，但其他人必须用数据说话。"经过10多年，他在收集了3组共1765个患者的数据后，发现根治性乳房切除术和简单乳房切除术在复发率、转移率和死亡率上并没有差别。这个报告公布之后，原先的外科学术文化随之消融，根治性乳房切除术已基本被抛弃。

再谈谈开创化学治疗新篇章的故事吧！氮芥是最早用于治疗癌症的化疗药物之一，在战争期间它被当作杀人武器。人们是通过一些偶然事件联想到氮芥有抗癌作用的。在二战期间，曾有一艘装载有氮芥的美国军舰在某港口被德国的飞机击中，伤员在随后的治疗期间被发现体内严重缺乏白细胞，骨髓的生成也受到严重的抑制。医学家们由此联想到白血病患者体内白细胞疯狂增殖的情形，并猜想是否可以将氮芥用于治疗白血病。于是在将氮芥注入一位白血病患者体内并成功抑制了白细胞的繁殖后，氮芥这种药物也被列入了化疗名单之中。就这样，在化疗兴旺的20世纪60年代和70年代，无论是从植物中提取也好，还是人工合成也罢，大量的化疗药物在细胞和动物试验中取得成功后进一步应用于患者，并造就了一个又一个的奇迹。以至于有化疗师自信满满地说："没有什么癌症是不能治愈的。"

在尼克松总统提出了"征服癌症"计划后，美国国家癌症研究所得到了充盈的资金，并开展了耗费巨大的大规模、多机构的联合试验，以尝试药效更强大的有毒药物组合。这是一项规模巨大的以人为主体的试错实验，就在化疗师们狂热地反复制定治疗策略、尝试各种各样的排列组合以消灭癌症之时，晚期癌症的治愈却离我们越来越远。越来越多的药物组合在一起，随之而来的是越来越强的药物攻击性和与日俱增的患者的痛苦，但治疗成效却甚微。于是有人开始提出不能再将一桶桶毒药倒入患者的体内，而是应该从深入探究每一种癌细胞的生物学机制并识别癌细胞的生物学行为、基因构成、独特的弱点出发，只有在解决了各种癌症的基本生物学谜团后，才能由下而上地解决治疗的根本问题。

所幸的是在前列腺癌和乳腺癌的研究中，人们发现了激素疗法的有效性，证明了"癌症不一定是自主内在性地自我永存，它的生长可以通过宿主内的激素作用得以维系和传播"。这首先要归功于哈金斯医生，他在研究前列腺增生的动物实验中发现，通过手术切除了狗的睾丸以清除睾酮激素后，狗的前列腺会萎缩，而补充外源激素又会抑制前列腺的萎缩。所以他联想到缺乏睾酮可能会抑制前列腺癌的生长，于是他通过动物（狗）的实验来证实他的观点。正常细胞与癌细胞之间的生长联结，远比我们之前想象得要紧密，恶性肿瘤可以通过我们的身体获得营养而壮大。之后人们又发现三苯氧胺对治疗乳腺癌有神奇疗效，这说明不是以经验性试错法发现的细胞毒药，而是针对癌细胞的特定通路设计的药物，才能有效治疗转移性肿瘤。

科学的每一次进步既是在前人的基础之上，又常常超越前人的想法。医学也是如此，在治疗癌症的道路上，我们可以看到一位位年轻医生坚持了自己的想法，敢于突破前人的认知和旁人的不解，一次又一次改变了治癌的路线。当然这些前辈们也不是随心所欲提出这些理论的，他们也是在细心观察患者的治疗反应，耐心地在实验室里重复着一次次实验，以及进行严密的临床试验后才证实了自己的假说。所以我一直觉得年轻医生是中国医疗界未来的希望，因为年轻所以不会轻易被传统理论所束缚，因为年轻所以有想法、有创意，因为年轻所以容易接受新事物。正如有人说传统是用来被打破的，年轻的一代要敢于挑战权威，并树立正确的哲学观，在实践中不断摸索和总结，提出具有科学性、符合逻辑性、能够被证伪的理论，再在实践中去验证。

想一想真正开始大规模且系统地治疗癌症也仅仅才100多年，很多理论并不成熟，还有很多未知领域需要我们去探索和发现。从早年对癌症本质特点仅有粗浅的认识，到现在已高度概括出10多个本质特点，这一过程体现了人类在追求真知道路上的不易和不离不弃，而正因如此才会有千千万万的患者从中受益。

感悟 9

滥用抗生素只会导致细菌耐药？你的认识落伍了！
——《消失的微生物》读后感

长期以来，滥用抗生素的现象在我国非常普遍，从小儿的普通感冒发热到肺部无症状的结节，不受限制地使用抗生素不仅成为老百姓习以为常的认识，也成为很多医务人员的用药习惯。当然现在我们认识到，如此滥用抗生素的一个非常大的后果是极大地导致了细菌耐药现象的发生，也使得我们在治疗感染性疾病时非常棘手。

但今天我要讲的可不是什么耐药的问题，因为这个话题大家都已经听说过多次了，不足为奇。我要讲的是由于过早、过多地接触抗生素（特别是婴幼儿时期过早地接触抗生素）引发人体内微生态的剧烈变化后所带来的一系列疾病，包括哮喘和惠普尔病等过敏性疾病、肥胖症、糖尿病以及炎症性肠病等自身免疫性疾病。这些所谓的现代病的发病率和流行情况在近30~40年里急速升高，这一改变是难以完全用营养状况的改善来解释的。《消失的微生物》的作者先对这些疾病的流行病学发展情况和抗生素的使用情况进行了相关性分析，之后提出了自己的假说——抗生素的应用特别是在幼年时期的使用可能导致微生态的明显变化，引发免疫系统相应的调整和肠道菌群结构的变化，继而导致以免疫失衡为特征的一系列疾病的出现。

作者用了大量篇幅来谈其中一种最受关注的细菌——幽门螺杆菌，这种细菌现已证实与胃溃疡和胃癌的发生有密切的关系。在当代医生的眼中，幽门螺杆菌往往是欲除之而后快的有害微生物。但是作者提出了几个观点，为什么幽门螺杆菌伴随了人类几十万年？如果是完全有害的，又如何理解哮喘患者体内的幽门螺杆菌比例比正常人群更低呢？还有幽门螺杆菌的清除和胃食管反流疾病的关系，为什么清除幽门螺杆菌反而促使食管反流增加呢？

作者通过一系列研究表明幽门螺杆菌可以通过胃部炎症反应调节胃内激素的分泌，从而调节胃酸分泌，因此幽门螺杆菌并不是单纯的病原体。实际上它亦敌亦友，随着人的衰老，它会增加你患胃溃疡与胃癌的概率，与此同时它也保护了食管，降低你患胃食管反流疾病或者其他一系列癌症的概率。随着幽门螺杆菌的消失，胃癌的发病率开始降低，但食管腺癌的发病率却在逐年攀升。

至于幽门螺杆菌与哮喘等过敏症的关系，作者发现携带幽门螺杆菌CagA阳性菌株（一种与胃癌和溃疡病最相关的菌株）的人患哮喘的概率比不携带的人要低40%，而这种负相关在15岁以下的孩子身上更加明显。出现这种情况的原因是，含有幽门螺杆菌的胃里有更多的淋巴细胞以及更多的调节性T细胞，它们在胃里做着精确调节免疫反应的工作，这些调节性T细胞在抑制免疫系统反应、避免幽门螺杆菌遭受清洗的同时也抑制了过敏反应。

作者认为幽门螺杆菌是胃溃疡发生的必要条件，却不是充分条件。继而他提出了一个很大胆的假说——溃疡病的发生是由于胃部微生态发生了变化，包括幽门螺杆菌的数量、菌株类型、丰富程度、是否有其他共存微生物以及它们的分布状况等因素的变化。针对目前盲目地剿灭幽门螺杆菌的治疗方案，作者提出应该因人施治，区分在哪些人身上应该清除细菌，在哪些人身上应该保留细菌，以及在哪些人身上需要恢复细菌，以做到精准治疗。当然作者也清醒地认识到由于"今天医学卫生行业里有许多不利的因素，比如大量适得其反的奖励和极大的惰性，特别是其中涉及的许多信念根深蒂固、积重难返"，因此虽然前途是光明的，但道路却是曲折的。

针对另外一些疾病如肥胖症、I型糖尿病等，作者先从全球视野出发，发现肥胖症的发病率在近30年内迅速升高，但这不能完全用营养过剩来解释。在观察到全球抗生素的使用情况与肥胖症相关，以及畜牧业中被给予抗生素的动物体重增加效果明显的内幕后，作者提出了一个假说，即当代所流行的肥胖症很可能也是滥用抗生素的后果之一。但科学的结论可不是只确立了相关性就能得出的，需要我们进一步通过严谨的实验来证实。书里介绍了不少实验，其中我印象比较深的是作者将断奶后的雌性小白鼠分成了4组，分别是抗生素组、高脂饮食组、抗生素联合高脂饮食组和对照组，结果发现前3组的小白鼠体重都有增加，而联合组增加得特别明显，有1＋1＞2的效果。后来又有一些实验提示生命早期接触抗生素可以干扰体内微生物的组成，而且即使这种干扰本身是暂时性的，其后果却是终生的。不知道看到这里，曾经随意服用抗生素的你会不会心中一惊。

抗生素甚至还与激素有关联，例如那些服用避孕药的女性如果同时接受抗生素治疗，往往会出现大出血、月经紊乱，这是由于肠道微生态改变后，某些细菌会将排入肠道的雌激素再次利用，这些雌激素被肠道吸收后最终又回流到了肝脏。与此相关的现象包括女孩月经初潮的年龄越来越早，越来越多的女性受不育症的困扰以及乳腺癌的发病率增加。虽然这只是个假说，但是流行病学研究发现1940年之后出生的人的发病年龄比1940年之前出生的人提前，意味着发生改变的是某些环境因素而不是基因本身。

总的说来，在人类与体内微生物共同演化的漫长过程中，两者作为一个整体共同发育，体内微生物参与了人类的代谢、免疫以及认知方面发育的过程，因此我们人类在使用抗生素的问题上要谨慎。

作者对人类使用抗生素的问题也提出了自己的几点建议，其中第一点是"我们必须节制自己使用抗生素的欲望，这是短期内我们可以采取的最重要、最简单和最容易实现的措施"。我们每个人都应负起自己的责任，知道如何正确使用抗生素。作为患者，不应该主动要求使用抗生素，而应该询问抗生素的使用是否有必要；作为医务人员，也应权衡抗生素使用的必要性，寻找更多的客观证据，同时严格根据指南来选择使用经验性抗生素。此外，也要改变目前的薪酬制度，特别是要提高儿科医生的收入，以保障他们按部就班地检查每位儿童。同时也要建立激励机制，让儿科医生愿意花时间与家长讨论病情，这样才能避免不必要的检查和治疗。

　　政府也应该有更大的作为，目前在我国已执行多年的限抗令和抗生素使用分级制度已经使抗生素的使用量明显下降，但不合理的使用情况仍比比皆是。而医疗机构虽然对病房的抗生素使用有严格限制，但是对门诊的抗生素使用却没有量化考核指标，更重要的是，对抗生素使用情况的检查（合理性、必要性、疗程）也还远远没有做到位。

　　最后从长远来看，如果没有更好的诊断方式、更好的窄谱药物可供使用，如果没有开发新抗生素的思路，我们还要为人类健康付出巨大的代价。

感悟10

从围棋人机大战谈人工智能在未来医学上的应用

2017年5月,由谷歌公司发明的阿尔法围棋与围棋界的顶尖高手——中国的柯洁进行世纪对决。与1年前人们对阿尔法围棋与世界围棋冠军李世石对决的看法不同,在这次比赛前就有很多人认为柯洁必败。结果不出所料,除了第1场阿尔法围棋险胜外,另外两场人类的高手均存在明显劣势。这据说是阿尔法围棋最后一次与人类比赛围棋,因为经过了1年的关注,人类已经承认在围棋这个领域已不再是机器人的对手。有人哀叹人类会被机器人打败并统治,有人欢呼人类智慧上升到了又一高度。这3场比赛中我只看了第2场,粗看来阿尔法围棋似乎并没有走出什么非常夸张的棋,听说它的选择是根据胜率而并非所谓的感觉。有人说机器人与人最大的区别是它犯错误的概率很低,不会受情绪和心理波动的影响,总是表现得很冷静。

我是一位医生,也是一位围棋爱好者,很多年来我从未想过在围棋的竞技中机器人能赢过人类,即使在20世纪末的国际象棋比赛中"深蓝"战胜了人类,我依旧认为在围棋上机器人很难战胜人类。原因是围棋与象棋和国际象棋不同,它的走法不受规则的限制,比如象棋有"马走日、象飞田"的规则,而围棋可以任意走子,只要有两个活眼即可;其次是围棋的棋盘要大得多,19×19总共361个位点,原则上它可以有2^{361}种走法,也有数学家说其实有10^{171}种走法。10^{171}是一个无法形容的数字。人类的智慧在围棋中也体现得淋漓尽致,因为每1步变化后棋手都要想到之后数10步的变化,这非常考验人的运算能力、分析决策能力、判断能力、纠错能力和临场应变能力。以往的计算机围棋是难以与人类围棋匹敌的,所以之前在计算机上下围棋,即使是最强大的软件我也能轻松击败。

现在，经过科学家数十年的潜心研究，人工智能终于在最近几年大放异彩，并在人类生活和工作的众多领域中发挥了重大的作用，显示出其强大的影响力和改变人类生活的无限可能。比如说在医疗领域，近年来我不断听说人工智能在影像诊断（如北京各大医院的超声科和人工智能进行甲状腺超声良恶性鉴别）、病理科、皮肤科（如美国皮肤科医生和人工智能在网络上诊断皮肤病变）等多个比赛中全面超越医生。与几年前许多医生还对人工智能不置可否或者不屑一顾的态度不同，越来越多的医生对人工智能既充满了期待，也充满了很多担忧。

那么在我眼里，人工智能到底能做些什么呢？是能帮助人类医生，还是会取代人类医生？我们又要如何迎接这个时代的到来呢？

先说个例子，前不久有一位患者通过网络找到我，并告诉了我她的病情和她在不怎么曲折的求诊过程中却始终得不到确切诊断和治疗的焦虑，而且她还在两家全国知名的医院就诊过。我看了一眼她的情况后，回复她这种病应该是肺泡蛋白沉积症（PAP），可以通过肺泡灌洗明确，后来发现的确就是本病。PAP是一种罕见疾病，我在三甲医院工作了11年，平均1年只遇到此病一两例，但是这种病却是很容易诊断的疾病，因为它有特征性的影像学改变，基本上在你遇到过一两位患者后就不会忘记。但如果是一位年轻的医生或者是从来没遇到过这种病的医生，那就很有可能会误诊和漏诊了。在我们传统的认知里，我们常常会认为越老的医生水平越高，因为他们见的患者多，经验丰富，毕竟临床医学是一门实践性很强的医学。但是现在有很多情况正在发生着变化，随着几个世纪特别是近半个世纪以来影像学技术、实验技术、信息化技术等的突飞猛进，我们已经进入了从简单物理诊断到多方位、多角度诊断疾病的时代。随着我们对疾病的认识不断加深，以及有些检查的特异性已经非常高了，这就使得我们的诊断水平发展到了很高的程度。人工智能通过海量地学习后，诊断有特征性的少见疾病的水平反而高于人类，也许作为人类医生，我们要谦卑地向人工智能请教，这可以让我们少走很多弯路。

在我任职的医院里，每年的门急诊量有240万人次，每年要做大量的胸片、CT和超声检查，我们的医务人员要在读片、分析和写报告上花费大量的时间，即使同事们如此辛苦但也难免出错，其中的原因主要有过于疲劳和经验不足，有些时候甚至还造成了医疗事故。但是据我的同事所言，在日常工作中，可能80%的影像都是正常的，那么我们能不能让人工智能帮忙先筛选出正常的胸片或者CT片，再把筛选出来的异常影像呈现给人类医生，让人类医生可以将精力放到有问题的病例中并能对病例进行深入分析呢？三甲医院看似门诊量很大、医生很忙，但其实很大一部分患者的病情很轻，可能就是普通感冒，根本无须跑到医院来就诊。但是作为患者，既缺少医学常识，在网络上查到的信息又纷繁复杂不知所云，如果未来能开发出一种应用软件，可以让我们将一些症状和体征（如皮肤科疾病的相关照片）上传，人工智能再以询问的方式将具体内容补充完整后（如咳嗽的描述是需要很多定语的，包括发生的时间、与进食的关系、诱因和缓解因素、严重程度与体位的关系、持续的时间和伴随的症状等）给出一个概率性诊断（如过敏性鼻炎90%），患者就可以自行到药店买药或观察病情，可能就会有很大一部分患者不需要到医院就诊了。这样医生在医院里处理的就是真正复杂、疑难且需要花时间询问病史、查体和思考的病例了，这可以大大提高医生的工作效率。

还有在患者治疗方案的选择上，我的老师们的传统模式是根据书本和所谓的经验医学来制订方案，这就导致可能存在很多偏见和谬误。到了我这一代，循证医学和大规模的临床试验开始引入医学实践中，于是治疗要有证据这一点逐渐深入人心。但是由于医学文献浩如烟海，虽然现在有不少指南让我们能快速和便捷地获取信息，但是治疗的个体化却又不好把握。医生该怎么办？没有查文献的时间，但病情的多变性又的确带来挑战。我相信人工智能在这一方面是大有可为的。设想一下未来，当我遇到一种由少见的细菌所致的感染性疾病时，通过语音询问人工智能后，人工智能只需花费数分钟就能将最新的文献和指南，以及针对患者的情况给出的最合理的治疗方案提供给我，并由我来决定最终方案，以这种方式制订出的方案将会为有效性和安全性提供最佳的平衡。两年前，美国安德森癌症医学中心已经开始有人工智能为人类医生提供癌症的治疗方案了，这不是什么天方夜谭，人工智能的研究是这么多年来在大量临床实践中积累的极为庞大的数据信息的基础上进行的，人工智能体现出现代医学的科学化和系统化，也体现出人类对自身的综合认识。

现在有一个热词叫作"精准医学"，这个词反映了人们对未来医学发展趋势的一种渴望。精准医学一定是建立在大数据基础之上的，而人工智能就是分析大数据的小能手。举一个孤立性肺结节的例子，因为在临床实践中有大量患者因为肺部结节来就诊，而我们对于肺部结节的认识也存在很多误区。20世纪90年代，美国梅奥诊所就曾经做出数学模型来预判结节的性质，此后又陆续有中国、日本等做出的模型出世，这些模型的诞生让判断结节性质的准确性有了很大的提高，既减少了对良性结节的不必要的手术干预，也能避免恶性结节的漏诊。人工智能可以通过这些数学模型给人类医生提供一种概率性的结论，从而协助医生们决策。

在我们看到人工智能帮助人类解决了很多问题的同时，也有人喊着"狼来了"。是的，人工智能可能会取代很多低级的脑力劳动者，包括初级的医生和律师，因为从短期来看，如果你不善于学习，不勤于思考，而只是满足于日常的简单工作，那么工作对于你而言将是岌岌可危的。想一想现在检验科里的大型仪器，我们只要简单地将血液处理好后送进机器中，机器自然会将数据推送出来，这时候如果你还是只会简单处理标本的话，也许哪一天你就会失业了。

当然并不是说机器人医生来了，人类医生就要失业了，且不说临床实践还需要医生具有询问病史、查体等技能，而这些技能短期内机器人还无法掌握，即使将来能够通过设定程序做到这一点，也不要忘记这些程序来源于人们的临床实践，并且存在着一定程度的偏差。不过作为医生，我认为继续教育能力和自我学习能力将是未来医生的核心竞争力，这些年来各项实验室检测手段、影像技术和药物的更新速度明显比以往更快了，我们知识的更新速度也加快了，为了不被这个时代所抛弃，我们需要迎头赶上。人类医生不要也不会被人工智能奴役，人类医生会更好地利用人工智能来造福人类。

后｜记

在本书创作完成之际，我要感谢我的家人，是家人的支持和默默付出让我有时间和精力来整理和创作这些故事；感谢一起共事的各位同事，是你们的聪明才智和扎实的功底让我见识到了美妙医学世界里的千奇百怪的病例；感谢张楚老师，张老师是我们年轻一代医生中令人无比钦佩的高明医生，这本书中有很多病例是在张老师的指导下完成诊断和治疗的，他在百忙之中对本书进行了认真地核实和指正，他严谨的治学态度让我受益匪浅。

附录：部分内文图片彩图

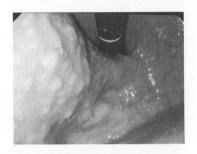

彩图1 结肠内弥漫大小基本一致的错构瘤

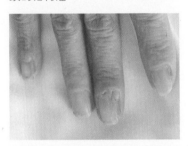

彩图2 甲床有结节

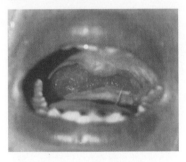

彩图3 患者口腔深部溃疡

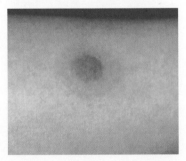

彩图4 患者前臂针刺反应呈阳性

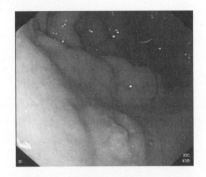

彩图5 胃镜显示皮革胃

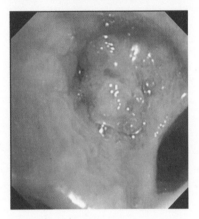

彩图6 纤支镜显示右肺下叶外后基底段开口有肉芽组织

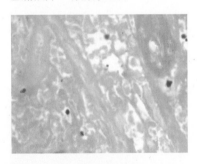

彩图7 穿刺结果显示在大片坏死的背景下可见黑色的毛霉菌